六经脾胃论传薪录

章浩军

主编 章浩军

全国百佳图书出版单位
中国中医药出版社
·北京·

图书在版编目（CIP）数据

章浩军六经脾胃论传薪录 / 章浩军主编 . —北京：中国中医药出版社，
2023.9
ISBN 978 – 7 – 5132 – 7034 – 2

Ⅰ . ①章…　Ⅱ . ①章…　Ⅲ . ①脾胃学说　Ⅳ . ① R256.3

中国版本图书馆 CIP 数据核字（2021）第 112993 号

中国中医药出版社出版
北京经济技术开发区科创十三街 31 号院二区 8 号楼
邮政编码　100176
传真　010–64405721
河北联合印务有限公司印刷
各地新华书店经销

开本 710×1000　1/16　印张 14　字数 217 千字
2023 年 9 月第 1 版　2023 年 9 月第 1 次印刷
书号　ISBN 978 – 7 – 5132 – 7034 – 2

定价　69.00 元
网址　www.cptcm.com

服 务 热 线　010–64405510
购 书 热 线　010–89535836
维 权 打 假　010–64405753

微信服务号　zgzyycbs
微商城网址　https://kdt.im/LIdUGr
官 方 微 博　http://e.weibo.com/cptcm
天猫旗舰店网址　https://zgzyycbs.tmall.com

如有印装质量问题请与本社出版部联系（010–64405510）

《章浩军六经脾胃论传薪录》
编委会

主　编　章浩军

副主编　余裕昌　范文东　胡　岗

编　委　（以姓氏笔画为序）

卢雪琴　刘启华　苏君蓉　杜思霖　李　燕

张杨帆　陈伟彬　林　麟　林舒婷　罗秀清

郑　祎　黄毅凌　喻爱萍　曾　萍　游　娟

游福年　阙茂棋

编写说明

　　《章浩军六经脾胃论传薪录》由章浩军教授主编，是章教授四十余年临床、教学及科研实践中，在六经辨证思维指导下的医疗经验与学术研讨的精华总结。

　　本书在章教授组织指导下，由其研究生、规培生及传承弟子等编撰，从门诊跟师，到病房查房；从个案分析，到系统总结。内容包含了"六经脾胃机理探寻""跟师日记"及"经典查房"，汇聚成一本传薪录。

　　本书的出版旨在传承章浩军教授六经辨治脾胃病的学术思想，为青年中医诊治内伤杂病提供新的辨证范式，以资后学。

《章浩军六经脾胃论传薪录》编委会

2022 年 8 月

章浩军名中医传承工作室简介

　　章浩军名中医传承工作室创建于 2010 年，主要开展以章浩军学术思想和临床经验为指导的综合性中医内科诊疗，为广大患者提供优质、便廉的中医药服务，并做好章浩军主任医师学术思想与临证经验的传承总结创新工作。

　　工作室拥有独立门诊及教学、工作场地，集临床、科研、教学于一体，培养了多位优秀中医师，闻名于闽地。其中章浩军主任更是享誉福建，慕名而来者众多。其现任福建中医药大学附属龙岩中医院副院长、主任医师、教授、硕士生导师，为第二批全国优秀中医临床人才、第六批全国老中医药专家学术经验继承工作指导老师、"十二五"国家重点中医专科——脾胃病专科学科带头人、福建省名中医、龙岩市名中医。近期更是入选 2022 年全国名老中医药专家传承工作室建设项目专家。

　　多年来，在章浩军教授的带领下，众工作室成员广读中医经典，精研《伤寒论》，总结、归纳章教授学术思想，传承与创新并进，将其临证经验应用于临床。在获得患者肯定的同时，更注重对年轻医师的中医临床能力培养。工作室每周请章浩军教授举办经典查房，结合临床实际病例，以《伤寒论》理论为主导，以经方为施治主方，以提高疗效为目的，启迪培养年轻医师的临床诊治基本技能和思维能力。工作室至今已发表学术文章 30 余篇，举办 10 余次中医学术交流会议，邀请志同道合的中医同仁共同研讨，在思维的碰撞中共同进步，深受中医同道的认可，在闽西地区具有一定影响力。

　　工作室队伍不断壮大，目前成员有章浩军主任医师、范文东主任医师、余裕昌副主任医师、熊晓芳副主任医师、林麟副主任医师、游福年主治医师、李丽主治医师、林丽云主治医师、廖慧清主治医师、吴露婷主治医师、刘启华主治医师、李燕主治医师、吕金焕主治医师、陈盛锴医师、郑祎医师、熊浩中级工程师等。

大医精诚，止于至善。相信在章浩军名中医的带领下，工作室队伍将越来越庞大，章浩军教授的学术经验也将形成更加系统的思想体系，代代传承，不断创新，为中医药事业蓬勃发展贡献力量！

序

  章浩军教授是福建中医学院（现福建中医药大学）78级中医系的学长，系福建省名中医、第二批全国优秀中医临床人才、第六批全国老中医药专家学术经验继承工作指导老师、"十二五"国家重点中医专科——脾胃病学科带头人、福建中医药大学兼职教授、硕士生导师，在中医临床、管理、教学、科研等领域辛勤耕耘，深受广大患者和学生的好评，在八闽中医界享有盛名。

  章浩军教授笃信中医，勤求经典，数十年如一日，在"坚守中医，发展中医"的心路上，不断学习总结历代中医名家学术思想和临证经验，勤于临床实践与总结，创新六经辨治脾胃病，应用经方治疗久利、胃痞、胃脘痛、顽痹、痿病、肝癖等颇具疗效。同时，带领龙岩市中医院脾胃病科以中医经典理论为指导，广泛开展内病外治、形神同疗、针药并用、未病防治等，"师古方，创新方"，开创闽西中医内科疾病治疗新理念、新模式，并取得了良好的社会效益与经济效益。更加难能可贵的是章浩军教授繁忙诊务之余，尤其注重人才培养，重视经典传承、学术传承、经验传承，将研修经典与临床、科研、教学融为一体，薪火相传。

  传承精华、守正创新是中医药事业发展的核心主题。中医药的传承与发展，人才是关键。目前中医教育、中医信心、中医文化、中医思维、中医技能等存在不足，在一定程度上导致了中医的传承困境。师承是中医临床人才培养的重要渠道，通过拜师，以师徒形式传授中医是一种形式；总结名老中医的临证经验和学术思想，著书立说，以"书"为师，启迪治学，也是一种师承形式。我想一位中医人的成功，离不开"书山有路勤为径，学海无涯苦作舟"的医学探索，离不开"不以物喜，不以己悲"的医疗实践，离不开

"天若有情天亦老，人间正道是沧桑"的对生命感悟与尊重，离不开"愿随化雨之春泽，未许云间一片心"的对患者仁爱与责任。曾国藩说："士人第一要有志，第二要有识，第三要有恒。"岐黄学子更要有志向、有行动、有坚持。只要我们"身在中医，心在中医"，又如何不能实现我们中医人的价值和复兴梦想！满头大汗爬到山顶的人一定会受到尊重！

随着医学目的从疾病医学向健康医学的转变，健康成为国家战略，中医药迎来了千载难逢的发展机遇。在中医学焕发勃勃生机的春天里，欣然为章浩军教授专著寄语，愿新的收获和成果在不远的秋天里相见。

福建中医药大学校长、岐黄学者　李灿东

2022 年 8 月

目　录

第一章 六经脾胃机理探寻

第一节 学术思想初探

章浩军教授精研中医经典，博采各家学说，对《伤寒论》的研究尤是；研读六经病的同时，不断探寻脾胃病证治规律，得出"六经之中有脾胃，脾胃之中用六经"的学术见解，创造性提出"六经辨治脾胃病"的临证新观念，验之临床疗效显著；其善用经方，活用时方，用药精当，辨证准确，奏效迅捷，深受患者欢迎。

章浩军教授从事中医教学、科研、临床 40 余载，经过反复的临证实践与探索，逐渐形成其独特学术思想。

一、天人合一，治病养生贯以整体观念

章浩军教授认为，天人合一的整体观为中医的最大特点，无论是治病还是养生，都离不开人体内外环境统一的"天人相应"整体观念。天有六气，地有五运，五运与三阴三阳六气相合，即为厥阴风木、少阴君火、太阴湿土、少阳相火、阳明燥金、太阳寒水。生之本，本于阴阳，人身三阴三阳之六气，通应天之六气，化生于五脏，脏腑经络类分其中，形成了人体与天地三阴三阳六气相合的整体。即所谓人以天地之气生，三阴三阳以应之，天地

之气可影响人体发病的病因、时间、病位、病性及其传变规律。

治病养生必以天人合一整体观贯之，顺应四时而调养。章浩军教授常常应用五运六气推测运气要点、时令特征及好发疾病风险，以指导临床辨证用药及养生建议。如 2018 年为戊戌年，阳明燥金和厥阴风木太过，应注意养阴养生；2019 年为乙亥年，土运不及，水运太过，气候潮湿，湿困脾运，人体脾胃功能减弱，故临床多佐助健脾除湿之品以助脾运。"春夏养阳""冬病夏治"，在天阳旺盛的夏季，仍针对特殊人群施以膏方，在各种膏方中均佐以鹿角胶，以应天之阳，温补脾肾之虚。

二、六经辨治，脾胃诸病临证新观念

六经是指太阳、阳明、少阳、太阴、少阴、厥阴，以六经作为辨证纲领是《伤寒论》核心思想。《伤寒论》中六经辨证主要用于外感疾病的辨治，但章浩军教授认为，《伤寒论》六经继承并发展了《黄帝内经》六经代表脏腑、经脉、阴阳、六气等诸多含义，六经所系病证体现了脏腑经络组织病理在时间和空间上的传变特征，不单是外感疾病，内伤杂病亦可将六经辨证作为基本辨治方法，通过全面分析、综合、归纳疾病的进展因素、病变部位、证候性质、邪正（阳气）消长等，来判断疾病六经传变演变规律，"知犯何逆，随证治之"，正如清代名医柯韵伯所言："原夫仲景之六经，为百病立法，不专为伤寒一科，伤寒杂病，治无二理，咸归六经之制节。"因此，章浩军教授抓住仲景辨证论治的精髓，对六经辨治脾胃病进行大胆探索和临床实践。

章浩军教授在应用六经辨证对脾胃诸病进行辨治与临证研究的三十年中，坚持分析、归纳、总结六经辨治脾胃各病的证治规律，认为"胃行气于三阳，为六腑之本；脾行气于三阴，为五脏之本"，得出"六经与脾胃二者紧密相连，在生理上相互依存，而六经病与脾胃病在病理上相互影响"的论断，用之于临床，执简驭繁，疗效显著。

在六经辨治临证思路下，章教授高度总结呕吐、吐酸、呃逆、嗳气、反胃、下利、便血、痞满、胃脘痛、腹痛、便秘等 11 种常见脾胃疾病，用"吐、利、痞、痛、秘"五字概括：吐——呕吐、吐酸、反胃、嗳气、呃逆；

利——下利、便血；痞——痞满；痛——腹痛、胃脘痛；秘——便秘。这五字不仅仅是症状的高度概括，更是疾病病机的反映，吐者胃气不降上逆为其直接病机；利者脾气不升反降为病机关键；痞者脾胃升降之机失司，气机痞塞不通而致；痛者又有"不通则痛"与"不荣则痛"之分；秘者闭也，气机闭结所致。"冰冻三尺，非一日之功"，这五字不仅仅是章教授临证经验精华总结，更体现了其临床科研的能力与学术智慧。

为此，章浩军教授深切感悟到："脾胃作为六经的生理基础，对脾胃病用六经辨证来诊治，其病机分析的层次更加清晰，证候规律的归类更加明确，治法更加简单，用药更加具体，能达到辨证精准与治疗效果更佳之目的。"实乃拨云见日，灼见真知。正可谓"六经之中有脾胃，脾胃之中用六经"。

三、脾胃为枢，善治疑难杂病

章浩军教授认为，人体生命活动离不开气机的升降出入，脾胃同居中焦，脾为阴，胃属阳，脾主升，胃主降，故一阴一阳，一升一降相反相成共司气机升降，因而脾胃为人体气机升降之枢纽。若升降之枢机不利，则人体气机逆乱，诸症衍生，但不管疾病表现如何纷繁复杂，只需转复脾胃升降之功能，就能起到四两拨千斤之效。正是根于该理论依据，临床上章师常在辨证以发热、咳嗽、不寐等非脾胃为主要表现的疾病，甚或是在会诊疑难病例之时，秉承化繁为简，切中病机，辨证选方之精髓，以调理脾胃为出发点，总是能够取得出人意料的疗效，深为广大中医同仁所叹服。再者其认为脾胃为后天之本，气血生化之源，无论外感内伤，病邪经六经传变，脾胃二气之强弱是疾病发生、发展和传变的重要内在因素。气弱则邪盛，由表及里，由浅入深而病进；气强则抗邪能力大，由里出表则病退。由此，脾胃之功能，是病邪进退及病愈快缓的关键因素，脾胃气复是疾病的重要转机，正如《黄帝内经》所言："有胃气则生，无胃气则死。"因而在面对危重患者时，章师选方用药精简，主以顾护胃气，培固后天生生之本，挽留病人一线生机，待病人正气得复，再以六经辨证施治，使得沉疴得起，重症得疗。故而章师在临床上将顾护脾胃之气贯穿于整个治疗过程，用药不过于寒凉或温燥，留意病人饮食及二便情况，促进脾胃发挥枢纽及化生气血的作用，对于疾病的治疗及预后有着重要影响。

四、用药精当，时时顾护胃气

章浩军教授认为，脾胃同居中焦，脾为阴，胃属阳，脾主升，胃主降，故一阴一阳、一升一降相反相成，共司气机升降。脾胃为人体气机升降之枢纽，若升降之枢机不利，则人体气机逆乱，诸症衍生。但不管疾病表现如何纷繁复杂，只需转复脾胃升降之功能，就能起到四两拨千斤之效。脾胃为后天之本，气血生化之源，无论外感内伤，脾胃二气之强弱是疾病发生、发展和传变的重要内在因素，因而太阴阳明是病邪进退及病愈快缓的关键因素，脾胃气复是疾病的重要转机。

正如《黄帝内经》所言："有胃气则生，无胃气则死。"面对危重患者时，章教授以六经辨治顾护胃气，培固后天生生之本，挽留病人一线生机，使沉疴得起，重症得疗。《伤寒论》被誉为"方书之祖"，章教授擅用经方治疗诸病，常以"扶正建中以祛邪"为治疗原则，将顾护脾胃之气贯穿于整个治疗过程，选方精准、药专力宏，并留意病人饮食及二便情况，从而提高疾病治疗效果。

总结其临证用药特点：一者，少而精当，中病即止。强调用药不可过于繁杂，以免相互掣肘，扰乱胃气；亦不可过用，以免徒伤胃气。二者，用药巧施甘味，不过用寒凉。注意配伍，须始终注意固护脾阳，尤其是擅用半夏泻心汤调补中焦，取其辛开苦降、寒热并用、攻补兼施，既可调其升降，又可顾护脾胃。三者，重视药后调护。强调药后的注意事项，重视通过调节饮食，以尽快恢复脾胃功能。其中"禁生冷、黏滑、肉面、五辛、酒酪、臭恶等物"都是为了顾护胃气。

五、内病外治，开创内科疾病诊疗新模式

章浩军教授以整体观念为指导思想，法以《素问·异法方宜论》"圣人杂合以治，各得其所宜"，讲究综合疗法，也讲究个体化治疗。当下临床者

常常问病开方却不知针、灸、导引之妙，针灸施治却不知汤药之助。诚如《针灸大成·诸家疗法》所言："疾在肠胃，非药饵不能以济；在血脉，非针刺不能以及；在腠理，非熨焫不能以达，是针灸药者，医家不可缺一者也。"

章教授带领脾胃病科传承创新，以中医经典理论为指导，广泛开展内病外治、形神同疗、防治未病，在传统中医内科诊疗中结合针法、灸法、罐法、穴位贴敷、穴位埋线、耳穴治疗、指针疗法、脾胃病推拿、中药熏蒸、中药离子导入等外治方法，提炼出脾胃病中医综合诊疗规范，大大提高了临床疗效，深受广大患者的欢迎。科室被福建省中医药学会评为"福建省脾胃病外治法培训基地"，逐步打造成区域性脾胃病中医诊疗中心，开创了闽西乃至全省中医内科疾病治疗新模式、新理念。

六、健康养生，"三因制宜"治未病

健康是人类生存的重要需求。《黄帝内经》提出的"圣人不治已病治未病，不治已乱治未乱"理论，和倡导"治未病""天人合一"的健康养生理念逐步深入人心。章浩军教授认为，治未病是中医药健康养生的重要理论，要因时因地因人开展治未病工作。

福建省龙岩市又称闽西，位于北纬 24 度 23 分～26 度 02 分，是典型的亚热带季风气候，其最突出的特征是夏季高温多雨（常说雨热同期），冬季温和少雨。因此，龙岩市与淮河流域都有着"湿"的气候特征，易伤脾胃，影响人体体质。虽然龙岩市雨热同期，湿热为患，但民众贪凉喜冷，"湿伤脾""湿伤阳"仍然是主要体质表现。当下，城市化进程加速，物欲横流，物质极度丰富；而劳作、健身运动却日渐减少，少动少劳之风气盛行。潮湿环境和过于安逸饱腹，易伤及脾胃，经络不畅，导致气血失和，阴阳失调。因此，当今的民众体质多柔弱，多引发痿病、厥证和寒热不调的疾患。

福建省龙岩市中医院治未病科于 2018 年 8～9 月对纳入中医健康管理的 286 人进行体质分析，其中正常体重 147 人，占 51.4%，肥胖及过重的 125 人，占 43.7%；阳虚体质 85 人，占 29.7%，阴虚体质 49 人，占 17.1%。提示体质特征依然多柔弱，阴阳失衡，寒热不调。因此，因地理气候、经济状况、生活习惯等因素影响，闽西民众在体质上易患湿而多柔弱，阴阳失衡，寒热不调。《素问·异法方宜论》曰："中央者，其地平以湿，天地所以生万物也众。其民食杂而不劳，故其病多痿厥寒热。其治宜导引按跷，故导引按跷者，亦从中央出也。""从中央出"的导引按跷，是祛湿健脾、通经活络、平衡阴阳的最佳治疗方法之一。章浩军教授指导治未病科积极培训推广健身气功等导引养生术，其理论依据正源于此。

七、教学相长，桃李芬芳乐育人

章浩军教授是福建中医药大学硕士生导师，从医四十余年来，痴心钻研中医经典著作，尤钟情于《伤寒论》，用经方辨治脾胃系统疾病别出心裁，享誉一方。他注重对年轻医师的中医临床能力培养，在以实习生、规培生、研究生为主的教学查房中，结合临床实际病例，以《伤寒论》理论为主导，以经方为施治主方，以提高疗效为目的，启迪培养实习医师的临床诊治基本技能和思维能力，其《伤寒论》教学查房深受学生欢迎。

每周四脾胃病科早会后各治疗小组选取 1～3 位较为典型病人进行重点查房，从床旁收集四诊资料开始，到办公室开展启发性病例讨论，再结合《伤寒论》六经辨证理论体系，拟出处方施治于患者，以观其效。在整个《伤寒论》教学查房中，章浩军教授注重调和查房气氛、四诊资料收集、病例分析研讨、临床诠释条文、药后疗效观察、学生医学人文精神培养，将文辞深奥的《伤寒论》灵活应用于临床。

不仅如此，2013 年龙岩市成立中医药学会中医经典分会，章浩军教授任会长，每年开展"中医经典闽西行"活动，在各市县区中医医院、综合性医院轮流开展中医经典查房、病例讨论、学术沙龙等，启迪后学 2000 余名。作为福建中医药大学硕士生导师、教授，他亲自培养中医内科研究生 15 名，各级卫生医疗机构进修、跟师人员 20 名。2017 年他又被国家中医药管理局遴选为"第六批全国老中医药专家学术经验继承工作指导老师"。

"桃李不言，下自成蹊"，章浩军教授言传身教、诲人不倦之精神，深为同行和学生们所赞扬与爱戴。

（余裕昌）

第二节　六经辨治血痹病

一、概述

关于痹病,《素问·痹论》论述较详,其中包括风、寒、湿三气各有偏盛的行痹、痛痹、着痹,有合于四时的骨痹、筋痹、脉痹、肌痹、皮痹,有病久不去,内舍五脏六腑之肾痹、肝痹、心痹、脾痹、肺痹、肠痹、胞痹。《诸病源候论·风痹候》曰:"痹者,风寒湿三气杂至,合而成痹,其状肌肉顽厚,或疼痛,由人体虚,腠理开,故受风邪也。"此句话比较明确地将血痹包括在痹证中。血痹一词出自《灵枢·九针》,经文曰:"邪入于阴则为血痹。"张仲景在《金匮要略》云:"问曰:血痹从何得之? 师曰:夫尊荣人骨弱肌肤盛,重因疲劳汗出,卧不时动摇,加被微风,遂得之。"明确提出血痹病名。清·尤怡《金匮翼》曰:"血痹者,以血虚而风中之,亦阳邪入阴所致也。"血痹是由于气血不足,风邪引触,血行不畅,阳气痹阻所致的以肢体局部麻痹或轻微疼痛为主要症状的一种疾病。

章浩军教授以六经辨证为指导,创造性地将血痹归纳为"厥阴血痹""太阳血痹""太阴血痹"。

二、辨治经验

(一)厥阴血痹

厥阴为六经的最后阶段,处于两阴交尽、阴尽阳生之际,为阴阳均不足的状态。厥阴以风木主令,其偏里主血主风,故血痹病机多为厥阴阴尽阳生,一阳之气当至而不至,阴阳之气不相顺接,阴阳不和,和风一转而为贼风,妄动于内,故将其总结为厥阴血痹证。血痹为"邪入于阴分",此证之风邪虽并非外感所致，然章浩军教授认为不可局限于外感之邪，内生邪气可阻于气分，亦可侵入血分，侵入血分又何尝不是邪入于阴分，且此证临床并不少见。

症见：局部肢体以麻木、发凉、疼痛为主，每至深夜加重，甚者无法入睡，肢体屈伸不利，遇寒加重，得温痛减，面色苍白，形寒畏冷，纳尚可，二便尚调，舌暗苔白，脉沉细或细涩。

治宜温经散寒、养血通脉，方选当归四逆汤加减。

药物组成：当归 10g，桂枝 10g，白芍 10g，细辛 6g，通草 6g，炙甘草 10g，大枣 10g。

（二）太阳血痹

太阳主表，为一身之藩篱，总六经而统营卫，顾护于表。《金匮要略》言："问曰：血痹病从何得之？师曰：夫尊荣人，骨弱肌肤盛，重因疲劳汗出，卧不时动摇，加被微风，遂得之。"在外盛内虚、气血虚弱的基础上，因外邪诱发，太阳表证仍在的血痹病归纳为太阳血痹证。

症见：肢体局部麻木不仁，甚则疼痛，伴汗出恶风，周身酸楚，鼻塞，流涕，纳寐可，二便调，舌淡苔薄白，脉浮紧涩滞。

治以祛风散邪、调和营卫，方选桂枝加归芍汤加减。

药物组成：桂枝 10g，白芍 20g，当归 10g，生姜 30g，大枣 10g，炙甘草 10g。

（三）太阴血痹

太阴脾经化生气血，行水湿，一则如若太阴脾脏亏虚，气血生化无源，水津不能下输膀胱、并行五经，则可出现气血不足、水湿为患病症，正如唐容川在《血证论》中指出"病血者未尝不病水，病水者亦未尝不病血也"；二则正如《金匮要略·水气病脉证并治》言："血不利则为水。"若气血运行不畅，可影响水湿输布，亦可发为太阴病，故将此归纳为太阴血痹证。

症见：肢体局部麻木不仁、重着或乏力，甚至关节肿胀、伸展不利，形寒肢冷，面色无华，纳欠佳，寐可，大便溏薄，小便自利，舌暗胖边或见齿痕，苔白，脉濡或细涩。

治宜健脾益气，温阳利湿，养血活血。方选当归芍药散加减。

药物组成：当归 10g，白芍 10g，川芎 10g，茯苓 30g，泽泻 20g，白术 20g。

三、验案举隅

（一）治厥阴血痹案

患者林某，女，55 岁。

初诊（2018 年 4 月 2 日）：双膝关节发凉、麻木不仁近 1 年，夜间尤甚，甚则难以入寐，膝部畏风、怕冷，按揉、熨烫后症状稍缓解，久行、久立后感酸软不适，面色无华，神疲乏力，纳可，寐欠佳，二便尚可，舌淡苔白，舌下络脉迂曲，脉细涩。处方：当归 10g，桂枝 10g，白芍 10g，细辛 6g，通草 6g，大枣 20g，炙甘草 10g。7 剂，水煎服，每日 1 剂，早晚温分服。

二诊（2018 年 4 月 13 日）：现白天双膝麻木不仁感明显好转，然夜间仍感膝部冰凉明显，须搓揉或温敷方可缓解。故在上方基础上加吴茱萸 10g，生姜 30g，续服 14 剂。随访患者诉白天双膝已无明显麻木不仁、发凉感，夜间偶感膝部冰凉，注意保暖则无大碍。

按：本患者以双膝关节发凉、麻木不仁为主要症状，四诊合参，辨为厥阴血痹证。《伤寒论》言："手足厥寒，脉细欲绝者，当归四逆汤主之。"方中当归、芍药入血通经，桂枝、细辛温经散寒以通阳，通草入血分而行血脉，炙甘草、大枣补中益气生血。全方虽并无祛风邪之药，系病在厥阴，温经散寒、养血通脉，即在调和阴阳，阴阳之气互相顺接，则内生之贼风自止。患者服用此方后复诊，夜间仍感膝部冰凉明显，思仲景之言"内有久寒者，当归四逆汤加吴茱萸生姜汤主之"，故在上方基础上加吴茱萸 10g，生姜 30g 以驱在内之久寒，期病可解。

（二）治太阳血痹案

患者张某，女，50 岁。

初诊（2018年5月14日）：自3年前崩漏病好转后，每于气候变化时极易感冒，双上肢紧束不适，微感麻木不仁，汗出恶风，时流清涕，周身无力。现月经量少，2～3月一行，纳寐欠佳，大便偏稀，小便自利，舌淡苔薄白，脉浮紧微涩。处方：桂枝10g，白芍20g，当归10g，黄芪30g，生姜30g，大枣10g，生龙骨20g，生牡蛎20g，茯苓30g，炒白术20g，炙甘草10g。5剂，水煎服，每日1剂，早晚温分服。

二诊（2018年5月17日）：服3剂后霍然而愈，嘱其继服余下2剂以期巩固其效。

按：本患者3年前发崩漏病后，气血亏虚较甚，卫气无以顾护肌表，防御外邪，风邪乘虚而入，正如《黄帝内经》所言："风气与太阳俱入，行诸脉俞，散于分肉之间，与卫气相干……卫气有所凝而不行，故其肉不仁也。"可见本患者双上肢紧束、微感麻木不仁是由风寒之邪入于分肉之间，气血凝滞而成。本患者素体气血亏虚较甚，又感外邪，发为血痹病，属太阳血痹证，故予桂枝汤加减以祛风散邪、调和营卫，诚如《金匮要略心典》中言："桂枝汤，外证得之解肌和营卫，内证得之为化气调阴阳。"又加当归、黄芪并加大白芍用量，乃恐其气血极虚，单用桂枝汤力恐不足，加上述药物加大益气养血之效。药证相符，效如桴鼓。

（三）治太阴血痹案

患者郑某，女，50岁。

初诊（2018年4月25日）：双手手指麻木半年余，近月余手指麻木加重，且见指间关节肿胀、伸展不利，双上肢无力，面色少华，纳欠佳，时感胃脘部痞满不适，神疲倦怠，大便偏稀，小便自利，舌暗胖边见齿痕，苔白，脉细涩。方选当归芍药散加减。

药物组成：当归10g，白芍10g，川芎10g，茯苓30g，泽泻20g，炒白术20g，桂枝10g，干姜10g，炙甘草10g。7剂，水煎服，每日1剂，早晚温分服。

二诊（2018年5月24日）：服7剂后，患者双手手指麻木、指间关节肿胀较前有所好转，纳食改善，大便仍较稀。后因家中事务较多，思有效便继续守方服用了半月，现双手指间关节已无明显肿胀，然仍稍感手指麻木，纳食尚可，大便亦成形。守上方加威灵仙 30g，鸡血藤 30g，以加强养血活血通络之效，续服 7 剂。

随访，患者诉现双手手指麻木感较前明显好转，指间关节无明显肿胀，稍感紧绷，整体情况改善满意。

按：本患者素体脾气亏虚，气血生化不足，日久有瘀阻之象，水湿输布受阻，故见手指麻木、指间关节肿胀，为太阴血痹证。故在治疗上宜血水同治才能奏功，方选当归芍药散加减，方中当归、白芍、川芎养血活血，白术、茯苓、泽泻健脾生血利水，诸药合用则中气立，气血足，水湿去，阴阳和，则痹证自除。

四、小结

章浩军教授临床上执六经辨治血痹病，将血痹病主要分为厥阴血痹证、太阳血痹证、太阴血痹证三个证型，分别选用当归四逆汤、桂枝加归芍汤、当归芍药汤加减治之，虽治法各有侧重，然总不离温养血脉、调和阴阳。章师只言厥阴、太阳、太阴血痹证而不言他经，其中深意不可不知。厥阴血痹证重在言其自身阴阳不足的病理状态，太阳血痹证重在言其体虚外邪引触的发病途径，太阴血痹证重在言其血气水相互影响的病变过程。之所以将这三种证型加以论述，一则这三种证型为临床所常见，二则这三种证型各自侧重点不同，这是为了提醒治疗血痹病既不可忽略机体本身阴阳不足的病理状态，又需治疗其诱发之邪，更不能忘记其会阻滞气机、影响水液代谢等。临床血痹病并不单单只有这三种证型，亦可有太阳厥阴血痹证、太阳太阴血痹证等，切不可机械简单化，临证必当明辨，精思审处，知常知变，方能神能明。

（喻爱萍）

第三节 从痞满论治功能性消化不良餐后不适综合征

一、概述

功能性消化不良（Functional Dyspepsia，FD）是指由胃和十二指肠功能紊乱引起上腹痛、上腹灼热感、餐后饱胀和早饱等症，经检查排除引起这些症状的器质性疾病的一组临床综合征。在 2006 年颁布的 Rome III 诊断中，将 FD 分为餐后不适综合征（postprandial distress syndrome，PDS）和上腹痛综合征（epigastric pain syndrome，EPS），其中 PDS 诊断必须包括以下 1 条或 2 条：①进食正常食量后出现餐后饱胀不适感，每周至少发生数次；②早饱感，抑制了正常进食，每周至少发生数次。支持诊断的标准：①上腹部胀气或餐后恶心或过度打嗝；②可能同时存在 EPS。

随着国内对功能性消化不良研究的不断深入，在病因及发病机制上有了更多的认识和了解，其中认为胃、十二指肠动力异常和内脏高敏感是其重要的生理病理学机制。多数研究认为 FD 人群中胃排空时间显著延长，在 FD 人群中比例接近 40%，且 PDS 对机械扩张的内脏敏感度比 EPS 显著。当然，FD 的发生也离不开饮食结构、生活方式、精神心理等因素的影响。

在中医诊治中，因 PDS 的临床症状更加类似于中医学中的"痞满"证候，临床上多从"痞满"论治。痞满在许多中医典籍里皆有记载，如《素问·太阴阳明论》云："食饮不节，起居不时者，阴受之……阴受之则入五脏……入五脏则䐜满闭塞。"而张仲景在《伤寒论》中对痞满的概念及临床特征进行了详细论述，如"但满而不痛者，此为痞""心下痞，按之濡"，并创制了治疗痞满的祖方——诸泻心汤，一直为后世医家所习用。张介宾也在其《景岳全书·痞满》中明确指出："痞者，痞塞不开之谓；满者，胀满不行之谓。盖满则近胀，而痞则不必胀也。"引起痞满的病因有很多，如隋·巢元方《诸病源候论》云："为寒邪所乘，脏腑之气不得宣发于外，停积在里，故令心腹痞满也。"指出寒邪伤中，阻遏脾胃阳气，致气机升降失常发为痞。《类证治裁》云："暴怒损伤，气逆而痞。"表明情志失调也可直接侵犯脾胃致病。起居失宜，饥饱失常，均可损伤脾胃，导致脾失健运、升降失调而出现痞满诸症。当代学者郭天禄、杨兆林、王驰、王如茂等分析了痞证形成的病因病机，不外乎六淫邪气、饮食、情志等变化产生痰、湿、热、虚诸证，致脾胃运化失职，升降失常，气机痞塞不通而成痞。

章浩军教授以六经辨证为指导，在临床中多从"痞满"入手治疗 PDS，并创造性地将其简化为"太阳寒热痞满""阳明热结腹满""太阴脏寒腹满"三种证型论治，往往取得令人满意的疗效。

二、辨治经验

（一）太阳寒热痞证

症见：心下痞，但满而不痛，饥不欲食，食后腹胀，胸中烦热，口苦，大便或溏或干，舌质淡、苔薄黄或黄白相间，脉细或弦数。

治宜平调寒热，和胃消痞。方选半夏泻心汤加减。

药物组成：半夏 10g，黄芩 10g，黄连 3g，干姜 10g，人参 10g，炙甘草 6g，大枣 10g。热甚，加酒大黄 9g；寒甚，加附子 10g。可配合平衡火罐配合放血疗法（肺俞、胃俞穴等）。

（二）阳明热结腹满证

症见：腹中胀满，大便不通，口渴心烦，蒸蒸发热，舌红苔黄，脉滑数。

治宜缓下热结，消痞除满。方选调胃承气汤加减。

药物组成：大黄 15g，芒硝 5g，炙甘草 9g。腹胀甚者，加厚朴 10g；心烦者，加黄连 3g。可配合神阙穴贴敷（大黄、芒硝细粉）。

（三）太阴脏寒腹满

症见：腹满不食，喜温，遇寒加重，自利不渴，倦怠少气，四肢不温，舌质淡，苔薄白，脉细沉。

治宜补益脾胃，温中散寒。方选理中汤加减。

药物组成：干姜10g，人参10g，白术10g，炙甘草6g。胀满甚者，加厚朴10g，砂仁10g；寒甚者，干姜加倍；下利甚者，加茯苓30g。可配合艾灸中脘、神阙穴。

三、验案举隅

（一）太阳寒热痞案

患者林某，男，36岁。

初诊（2016年10月17日）：患者4个月前因食烧烤、啤酒等物后出现腹痛、泄泻，日行五六次，质稀，气臭，伴肛门灼热、恶心欲呕，遂就诊于当地诊所，予抗感染、护胃、补液等治疗后，泄泻症状缓解，但出现胃脘部胀闷不适，食后为甚，纳差，疲乏，予奥美拉唑、吗丁啉等药物治疗，症状稍改善，时复发。今为进一步诊治，就诊我科门诊。辰下：胃脘部胀闷不适，食后为甚，食少，纳差，口臭，偶有口苦，疲乏，寐尚安，大便质黏，小便调。舌红苔白厚，脉滑。既往曾查胃镜示：慢性浅表性胃炎。证属泄下伤中，气机升降失司，致胃脘痞塞不通，故予半夏泻心汤加减以辛开苦降、行气消痞。处方：半夏10g，黄芩10g，黄连3g，干姜10g，党参10g，大枣10g，炙甘草5g，生姜30g，厚朴10g，枳实10g，炒白术30g，桂枝10g，茯苓30g。7剂，日1剂，早晚温服。并配合平衡火罐放血疗法（肺俞、胃俞穴等）外治。

二诊（2016年10月24日）：患者诉胃脘部胀闷基本改善，饮食、睡眠较前明显好转，偶有呃逆，二便调。守上方加旋覆花30g，代赭石50g，再进7剂，以图长效。

三诊（2016年11月1日）：电联患者诉诸症已除，嘱其规律饮食。

按：患者因饮食不洁，泄下伤中，致中焦运化失职，气机升降失司，气滞于胃脘而作痞满。证属寒热错杂，故予半夏泻心汤辛开苦降、行气消痞。方中半夏辛温为君，健脾燥湿，散结除痞，又善降逆和胃；干姜辛热为臣，温中散寒，并可助君药醒脾健运；黄芩、黄连苦寒以沉降泄热，散结开痞；再佐甘温之党参、大枣、甘草以补益脾气而助运化。另患者纳差、疲乏、大便黏稠，考虑中焦运化无力，脾虚生湿，则加枳实、白术、生姜、茯苓等补中行气散水治疗。二诊患者胃脘部胀闷基本改善，偶有呃逆，故加旋覆花、代赭石以降逆止呃。配以平衡火罐放血疗法（肺俞、胃俞穴等）外治，能疏通经络，驱邪外出，正如《素问·血气形志》所载"凡治病先去其血"。

（二）太阴脏寒腹满案

患者陈某，男，57岁。

初诊（2016年9月8日）：患者腹胀满半年余，按之不痛，进食前后均胀满，矢气、排便后未见明显缓解，纳少，嗳气，平素怕冷，寐欠安，大便时干时稀，小便尚调，舌淡、苔白腻边有齿痕，脉沉细。胃镜检查示：慢性浅表性胃炎。曾经中西医诊治，服过吗丁啉及中成药保和丸等药物均不见好转。证属太阴脾虚、寒湿内阻，治予理中汤加减，以温阳祛湿、健脾消痞。处方：人参10g，炙甘草10g，白术20g，干姜10g，黑附片10g，生姜10g，大枣10g，厚朴10g。6剂，日1剂，早晚温服。并配合中脘、神阙等穴艾灸外治，每日1次。

二诊（2016年9月14日）：患者腹胀满较前减轻，守上方再进5剂。

三诊（2016年9月20日）：患者症状明显减轻，嘱其少食生冷瓜果，守上方再进7剂巩固治疗。

按：患者年过半百，平素偏食生冷瓜果，加之工作繁忙，伤及脾胃，致脾胃运化失司，寒湿内生，困遏脾土，脾气不升，胃气不降，则致腹满、嗳气；舌淡、苔白腻边有齿痕，脉沉细，均为寒湿困脾之征象。其腹满属太阴病脏寒而致，故予理中汤加减，以温阳祛湿、健脾消痞。方中用大辛大热之干姜为君，以温脾阳，祛寒邪；甘温之人参为臣，以益气健脾；脾为湿土，虚则易生湿浊，故用甘温苦燥之白术健脾燥湿；炙甘草健脾补中，调和诸药；加之姜、枣补中，厚朴行气，黑附片温中散寒；另配合中脘、神阙等穴艾灸，以期温中阳，益脾气，助运化。

四、小结

章浩军教授以《伤寒论》为理论基础，应用六经辨证理论，认为伤寒六病均可见痞满之症。太阳病虽本病中未见痞满，但经汗、吐、下等误治后，引邪入里，阻滞气机，病位偏上者，若正气未虚，邪热偏胜，可形成热痞；若正气不足者，则热痞兼阳虚；邪陷中焦者，脾胃气机升降失司，多形成寒热错杂之痞；或邪与体内病理产物相结合而形成心下满、少腹满等症。阳明病之痞者，因燥热内炽，或湿与热合，郁积于里，致气机壅滞、腑气不通而致。少阳之胁下痞硬者，多因"血弱气尽，腠理开，邪气因入，与正气相搏，结于胁下"所致。厥阴腹满者，或因水湿阻滞下焦不通，或为实热内结肠道，腑气不通，致气逆上冲于胃所致。太阴之腹满，多为本经之病，正如提纲中云："太阴之为病，腹满而吐。"因太阴脏寒，运化失司，升降失常所致。

因《素问·阴阳应象大论》云："阴阳者，天地之道也，万物之纲纪，变化之父母，生杀之本始，神明之府也，治病必求其本。"故章师认为，治痞也须首辨阴阳，其中病性属实属热者为阳，属虚属寒者为阴，故在临床诊疗中将六经痞满证简化辨证为阳明热结腹满、太阴脏寒腹满及以虚实夹杂证为主的太阳寒热痞三证，并配合针灸等外治疗法增强作用，以期达到最佳诊治效果。

PDF 多病程缠绵，影响患者生活质量，中医治疗具有其独特的优势，而章师应用经方从痞满论治 PDS 的独特临证经验，可为临床治疗 PDF 提供新的思路。

（游娟）

第四节 温阳法治疗头面诸窍疾病

温阳法是温法中的一种，是指以具有辛温性质的药物来温补阳气及驱散寒邪的方法。温阳法源于《黄帝内经》，《素问·至真要大论》中提出了"诸寒之而热者取之阴，热之而寒者取之阳""寒淫于内，治以甘热"等治疗原则，开创了温阳法之先河。后世张仲景、李东垣、张景岳、李中梓等医家在继承前人经验的基础上对温阳补法作了进一步的发展与应用，大大丰富了温阳法的理论和临床，使温补学说日臻完善。章浩军教授从医四十余年，通过对《黄帝内经》《伤寒杂病论》等中医经典著作的学习与研究，在临床上形成了自己独特的温阳法诊治头面诸窍疾病之学术体系。

一、针眼病

针眼是指胞睑边缘生疖，形如麦粒，红肿痒痛，易成脓溃破的眼病。本病多由外感风热或脾经热毒上攻，致胞睑局部气血壅滞而发，故今临床治疗上常用疏风清热解毒之品。章师认为，此病虽多由风热之邪引发，治疗上却不可过用清热解毒之品。胞睑属五轮学说中之肉轮，内应于脾，脾与胃相表里，脾胃为后天之本，饮食有节，胃纳脾输，则目得其养；而清热解毒之品多苦寒，易伤脾胃，脾胃运化失司，则气血之生化运行失常，目失其养；再者"邪之所凑，其气必虚"，患病局部卫气虚弱，热邪郁结于局部，无力外发，致病程迁延不愈。故章师善用温阳之法治之，一则固护脾胃，二则加强局部卫阳温分肉、司开合的作用，引郁热之气外发，以加速成脓破溃，缩短病程；同时配伍透散的药物，以透邪托脓外出，使邪有去处。

詹某，女性，36岁，教师。

初诊（2016年8月3日）：患者以右下睑缘突起硬结7天为主诉。近日喜食辛辣之品，7日前晨起右下睑缘突起一麦粒大小硬结，初起皮色红，按之稍痛，其自服"清热凉茶"3天后，睑缘硬结未消，皮色微红，按之稍痛，持续至今。平素畏风，怕冷，四肢不温，纳可寐安，小便稍黄，大便尚调，舌淡红，苔薄稍黄，脉细数。证属外寒内热，治以温阳散寒、消肿散结。处方：乌梅20g，细辛6g，附子10g，酒萸肉30g，熟地黄10g，炒芥子10g，鹿角霜30g，麻黄10g。服5剂，早晚温水冲服。

二诊（2016年8月8日）：患者诉服药后睑缘硬结肤色渐红，按之疼痛，有脓点生成，目前硬结尚未破溃，舌红苔薄黄，脉数。守上方，去乌梅、熟地黄，酌加炙甘草、生姜、大枣、干姜等调补脾胃之品。处方：细辛6g，附子10g，酒萸肉30g，炒芥子10g，鹿角霜30g，麻黄10g，炙甘草50g，生姜50g，大枣10g，干姜10g，再服3剂。1周后患者来医院告知药后硬结破溃，自行用棉签清除脓液，后疮口渐收结痂，嘱其注意饮食。

按：患者中年女性，过食辛辣，脾胃积热，循经上攻胞睑，燔灼脉络，壅滞气血，故右下睑缘突起硬结；患者连服3天清凉之品，寒凉损伤脾胃，耗伤阳气，加之其素体阳虚，故热毒无以宣发，郁积于胞睑，迁延不愈。章浩军教授以阳和汤加减，温补脾肾阳气，一可提升局部阳气，加强动力，助郁火外发而成脓破溃，使邪有去处；二则患者素体阳虚，阳和汤加乌梅、细辛可温阳散寒、调理体质。

二、鼻鼽

鼻鼽是指以突然和反复发作的鼻痒、喷嚏、流清涕为主要特征的鼻病，多由脏腑亏损，正气不足，卫表不固，外感风寒之邪，肺气不能宣降而致。正如明代《证治要诀》所说："清涕者，脑冷肺寒所致。"临床治疗多以补肺祛风散寒为主。而我师认为其临床表现在肺，其根本在脾肾。肺开窍于鼻，肾络通肺，肾为诸阳之根，五脏阳气非此不能发，肺与脾的水液调节代谢都有赖于肾阳的温煦、推动作用，故治疗上应注重温补肾阳。

陈某，女性，13岁，学生。

初诊（2016年7月28日）：其母代诉患者反复发作鼻痒、喷嚏、流清涕2年余，遇寒冷阴雨天则加剧，平素易患感冒，畏风怕冷，自汗出，面色无华，纳少，寐安，夜尿清长，大便尚调；检查见鼻腔少许水样清涕，鼻黏膜苍白水肿，舌淡苔白，脉沉细。辨证属阳虚寒凝，治以温阳散寒。处方：麻黄 10g，细辛 6g，山茱萸 30g，炙甘草 50g，干姜 30g，附子 30g。7 剂，分早晚温水冲服。

二诊（2016 年 8 月 4 日）：患者诉鼻痒、流清涕、夜尿清长等症状基本消失，嘱其守上方制膏方服用 1 月以巩固治疗。

按：鼻为肺之窍，肺肾同源，金水相生，子随母相，肾为先天之本，元阴元阳之腑，温煦滋养于肺，肺将精气上荣于鼻，有赖于肾精充沛，故肾阳虚损则鼻失温煦，可致鼻鼽。正如《素问·宣明五气》所载："五气所病……肾为欠为嚏。"故鼻鼽多属本虚标实性疾病。本例患者素体禀赋不足，复感外邪，故治疗应标本兼顾；方中麻黄、细辛宣肺散寒，治其标；干姜、附子、山茱萸温补脾肾之阳，一则加强全身卫阳之气可抵御风寒之邪的侵袭，二则振奋局部阳气以驱邪外出，正如《素问·刺法论》中所言"正气存内，邪不可干，邪之所凑，其气必虚"；炙甘草调和诸药。全方温而不燥，标本兼顾。

三、喉痹

喉痹，是指以咽部红肿疼痛，或干燥、异物感，或咽痒不适，吞咽不利等为主要临床表现的疾病，分为急喉痹和慢喉痹。传统理论认为其乃由外邪犯咽，或邪滞于咽日久，或脏腑虚损，咽喉失养，或虚火上灼，咽部气血不畅所致。临床上治疗多采用清热解毒或滋阴柔腻之品，但往往收效不佳。章师认为，今之喉痹患者咽部红肿不甚而咽后壁滤泡增生者较多，盖因今人阳虚体质者偏多，且本地人喜食凉茶，从而寒凉攻伐太过更伤阳气，致虚阳外越，上扰咽喉为病。故诊治时应细察火之虚实，正如《景岳全书·卷二十八》指出："喉痹一证……盖火有真假，凡实火可清者，即真火也。虚火不可清者，即水亏证也，且复有阴盛格阳者，即真寒证也。"过用苦寒之品不仅损伤脾胃，且易犯始于热而终于寒之弊，致使病程日久，迁延不愈。故治疗上章师常用辛温发散之品，辛散局部郁火；若阳虚甚者配伍温阳散寒之品以温补脾肾之阳，散寒利咽。

游某，男性，46岁，个体户。

初诊（2016年8月31日）：患者1个月余前感冒后出现恶寒发热，咽痛，咳嗽咳痰，痰黄，经治疗后感冒愈，然仍时感咽部不适，咳嗽少痰，口干，神疲乏力，怕冷，四肢不温，纳寐尚可，小便尚调，大便较硬结，难解，咽部红肿不甚，咽后壁见些许滤泡，舌淡暗，苔薄白，脉沉细。证属肺肾两虚，予麻黄附子细辛汤合四逆汤加减以温经散寒。处方：麻黄10g，细辛6g，附子30g，干姜30g，炙甘草50g，山茱萸30g，五味子30g。服5剂。

二诊（2016年9月5日）：患者诉咽部异物感较前改善，无明显咳嗽咳痰，口干不甚，大便较前易解，仍稍硬，咽淡红，咽后壁见少许滤泡，舌淡红苔薄白，脉细。予原方去细辛、麻黄，加乌梅、茯苓、炒白术。处方：附子30g，干姜30g，炙甘草50g，山茱萸30g，五味子30g，乌梅30g，茯苓30g，炒白术30g。服3剂。

三诊（2016年9月8日）：患者诉诸症均较前好转，咽后壁滤泡减少，舌淡红苔薄白，脉细。予四逆汤合枳术丸加减，以温阳散寒、行气通滞。处方：乌梅10g，附子10g，干姜10g，五味子10g，炙甘草30g，山茱萸30g，枳实20g，生白术60g。服6剂。

按：本例患者素体阳虚，感受寒邪又喜食寒凉滋腻之品更伤及脾阳。肾阳不足，虚阳外越，循经上扰，壅结于咽喉，发为咽喉不适；脾肾阳虚，阴寒内生，寒主收引凝滞，故咽喉部生成滤泡，时有异物感；肾阳虚衰，无以温煦，故怕冷，四肢不温。故用麻黄附子细辛汤合四逆汤加减，麻黄、细辛既能温通经脉、驱散寒凝，又能引附子、干姜温热之力上达咽喉，直入病所；附子、干姜、山茱萸、五味子等可温脾肾、壮元阳。

四、耳鸣

耳鸣是指患者自觉耳内有鸣响的感觉而周围环境中并无相应声源的疾病。临床上以肾精亏损、肝火上扰较多见，亦有因外邪侵犯、痰火壅结、气滞血瘀、脾胃虚热等所致；治疗多以滋阴泻火为主。章浩军教授在多年临床实践中发现有不少的耳鸣患者是由于邪入太阴、少阴、厥阴而发，此类患者多先天禀赋不足，或为中老年人肾气渐亏，加之情志不畅，肝脾失调，虚寒内生，导致气血亏虚，脉络虚空，不能上奉于耳；或脾肾阳虚，清气不升，浊阴不降，浊气逆行蒙蔽耳窍。在治疗上当用温热之品，一则可温阳散寒、降浊通窍，二则健脾益气、升阳通窍。

廖某，女，50岁。

初诊（2016年8月1日）：患者近1个月来无明显诱因反复出现耳内如潮声低鸣，时轻时重，情志不畅时易发，伴偶有头晕。来诊时患者面色萎黄，倦怠乏力，纳呆腹满，大便溏薄，舌淡胖边有齿痕，舌面津多，苔白厚，脉沉迟无力。证属寒湿凝滞，予吴茱萸汤温中散寒、降浊通窍。处方：吴茱萸10g，大枣10g，红参10g，生姜50g，服3剂。

二诊（2016年8月4日）：患者诉药后仍有耳鸣，但较前好转，大便较前改善，但仍纳呆腹满，近两日心烦寐差，舌淡稍胖边有齿痕，舌面较前干燥，舌苔稍退，脉细弱。守前方加栀子5g，淡豆豉10g，厚朴10g，服4剂。

三诊（2016年8月8日）：患者诉诸症较前好转。守前方去厚朴，加干姜10g，附子10g，炙甘草10g，服3剂。一周后电话随访患者诉药后耳鸣基本消失，诸症好转。

按：本例患者为中老年女性，平素思虑较多，肝气不疏，木乘脾土，损伤脾胃，中焦运化失常，湿浊凝聚，加之患者肾气渐亏，正如《素问·阴阳应象大论》所谓"人年四十而阴气自半也"，终致气血阴阳亏虚，寒湿凝滞，清阳不升，浊阴不降，蒙蔽耳窍，发为耳鸣。故以吴茱萸汤温中散寒、降浊通窍，方中吴茱萸味辛苦而性热，既可温胃暖肝祛寒，又可降逆，古人云："浊阴不降，厥气上逆……阴寒格塞，气不得下，宜吴茱萸之温，降其逆气，它药不可代其降浊之力也。"同时配伍大剂量生姜及温热之性较强的红参，前者可加强温中散寒之功，后者可温经通脉、化生气血。后期辅以四逆汤温中下焦，助阳化气，化生气血，使阴阳调和，则诸病自愈。

五、口疮

口疮是以齿龈、舌体、两颊、上颚等处出现黄白色溃疡，疼痛流涎，或伴发热、周身不适等的疾病。口疮之治，多以风热、胃火、虚火立论，常用滋阴泻火或清热泻火之品。章师认为清热泻火之品多苦寒，易伤及脾胃，耗伤正气，使余邪留恋而致病情反复，而滋阴药物一则易恋邪，二则阴愈盛则阳愈消。故章师在治疗口疮病时常以温阳之品佐以轻宣透散之品，既可顾护脾胃，助正气抗邪，又能透邪外出，使邪有去处。

叶某，女，36岁。

初诊（2016年7月25日）：患者诉反复口腔溃疡半年余，时愈时发，初起时自服"凉茶"降火，可愈，然易反复，前医以知柏地黄丸等滋阴泻火之品治疗，仍时发时止，现多发口腔溃疡半月余，溃疡周边泛白色，痛如火灼，影响进食，口不干，喜温饮，怕冷，纳寐差，小便调，大便较稀，舌淡边有齿痕，苔薄稍黄，脉沉。证属虚火上炎，以四逆汤加味。处方：附子10g，干姜10g，炙甘草30g，山茱萸30g，乌梅20g，连翘30g，薄荷5g。服3剂。

二诊（2016年8月2日）：患者诉药后诸症较前好转，守前方加麻黄6g，细辛6g，服3剂。3个月后随访，患者诉药后诸症基本消失，之后其注意控制饮食，未再发作。

按：本例患者虽有口腔溃疡、舌苔薄黄等热象，但同时出现溃疡周边泛白、喜温饮、怕冷、大便稀、舌淡边有齿痕、脉沉等寒证的表现，实为上热下寒之象，其本质是阳虚阴寒内盛导致的虚阳上浮。寒凉之药能损下焦之阳，下焦阳气越虚则上焦之火越盛。故以四逆汤温下焦之阳，水暖则龙回其宅，酌加少量山茱萸温补脾肾，乌梅敛降离位相火，同时佐以麻黄、细辛、连翘、薄荷等可宣发透散郁邪之品，使邪有去处。

六、粉刺

粉刺是一种以颜面、胸、背部等处见丘疹顶端如刺状，可挤出白色碎米样粉汁为主的毛囊、皮脂腺的慢性炎症。该病多由素体阳热偏盛，肺经蕴热，复受风邪，熏蒸面部而发；或过食辛辣，肠胃湿热互结，上蒸颜面而致；亦有因脾虚失运，湿浊内停，化热灼津，炼液为痰，湿热痰瘀凝滞肌肤而发。治疗多以清热祛湿为主。章浩军教授认为临床常见到痤疮患者喜食辛辣肥甘厚腻及寒凉清火之品，致使脾胃虚弱，脾阳不足，加之部分患者本身素体阳虚，终导致脾肾阳虚。阳气虚弱则无力抗邪，邪恋腠理，使得局部气血不通，则局部阳气更衰，使其成脓破溃的过程漫长，即使最终成脓破溃，正气无力抗邪外出，也易致余邪留恋，病情反复。故治疗上对于素体阳虚及病程较长的痤疮患者，章教授注重温补阳气，一则加速其成脓破溃，二则增强局部阳气，以抗邪外出。

宋某，女，39岁。

初诊（2016年12月16日）：患者诉1个多月前食辛辣后颜面部多发红色丘疹，曾多次服用"凉茶"，效果不明显；辰下：唇周、脸颊、鼻头等处多发暗红色丘疹，未见脓头，触之疼痛，平素怕冷，四肢不温，纳寐差，小便如常，大便难解，稍黏，舌淡，苔薄黄，脉沉细。证属虚火上浮，取三才封髓丹合四逆汤加减以引火归原。处方：茯苓30g，夏枯草10g，酒萸肉30g，肉桂6g，干姜10g，附子10g，太子参30g，天冬10g，百合10g，生地黄20g，炙甘草10g，砂仁10g，黄柏10g。服5剂。

二诊（2016年12月21日）：患者诉药后痤疮渐红，化脓，部分破溃，仍有新出者，色淡，余症较前改善，舌淡，苔薄黄，脉细。予上方去天冬、百合、地黄等滋阴之品，易太子参为红参，服5剂。

三诊（2016年12月26日）：药后患者诉痤疮面积明显缩小，余症均较前好转，舌淡红，苔薄黄，脉细。守上方加茜草10g，海螵蛸30g，炒白术20g。服4剂。

四诊（2016年12月30日）：粉刺基本消失，诸症好转。守上方加桂枝10g，白芍10g，生姜10g，大枣10g。服5剂。

按：患者中年女性，食辛辣后伤及脾胃，酿生湿热，郁而化火，上蒸颜面；同时患者素体阳虚，加之多食寒凉，更伤脾阳，则阳气虚弱，不能温煦蒸腾肾水，相火失藏，致虚火上炎，故发为痤疮；患者下焦虚寒，致肠道阴寒内结，故而便秘，又易致阻滞气机，气血不通，心神失养，故而寐差。故治用四逆汤合三才封髓丹加减。四逆汤加肉桂、酒萸肉可水中温火，引火归原，以土伏火；黄柏合甘草苦甘化阴，砂仁合甘草辛甘化阳，使阴阳协调、水火既济；天冬、百合、地黄等可养阴安神。二诊考虑滋阴之品易留邪寇，故去天冬、百合、地黄等。三诊患者症状好转，予白术、海螵蛸可健脾补肾，同时考虑病久气血不通多致瘀，故适当配伍茜草以活血化瘀、通畅气机。四诊加用桂枝汤健脾温阳。

七、小结

临床上针眼、鼻齆、喉痹、耳鸣、口疮、粉刺等头面诸窍疾病多表现为一派火热炎上之象，其与今人或因喜食苦寒清火之品，常可伤及脾胃，终致脾肾阳气不足有关。章浩军教授在治疗头面诸窍疾病之时碰见顽固难治者，认为其不外乎虚、瘀、湿、痰等胶结错杂，致使病程迁延缠绵。然此诸多因素之中，又以阳气功能失常与久病不愈的关系最为密切。阳气者，是人体生长、发育及进行各种生命活动的动力之源，阳气功能失常则会导致脏腑功能衰退、气血运行障碍、新陈代谢失常，从而造成各种疾病。因此，章教授认为内科疾病，尤其是头面诸窍疾病，虽多为火热炎上之症，然其仍有属阳虚、虚火上浮所致者，故临证只需具有阳虚之病机，恰当应用温阳法，当温补则温补，当辛散则辛散，就能有力地驱除病邪，达到祛邪而不伤正之愈病目的。

（曾萍）

第五节 从"虚实"论治功能性消化不良上腹痛综合征

一、概述

功能性消化不良（FD）是临床上最常见的功能性胃肠病，临床上常表现为上腹居中部位持续或反复发作出现腹痛、腹胀、早饱、食欲不振、恶心呕吐等不适症状，经检查排除相关的器质性、代谢性或全身性疾病的一组临床综合征。FD 临床上分为两个亚型，餐后不适综合征多归于中医"痞满"范畴；而上腹痛综合征则多属于"胃脘痛"范畴。关于 FD 的病因病机，中医认为多由先天不足，加之后天各种因素导致脾胃受损，气机不畅而发为该病。而临床医家根据自身的诊治经验，对该病有着不同的理解。董建华院士认为该病由肝郁脾虚加之胃气不降所致。茅霄芸等认为肝木太过，或者脾土虚弱时发为该病。朱振友认为各种精神、情志因素导致肝气枢机不利、中焦升降失常为其病因。李晓燕等认为脾虚是发病的基础内因，当饮食、外邪或情志损伤脾胃时诱发。廖建良认为该病为各种因素导致的脾胃受损，气机运化失常所致。综上所言，针对 FD 的发病机理，临床上多从虚证入手而论治。

章浩军教授从《黄帝内经》《伤寒论》《金匮要略》等中医经典相关理论知识入手，认为 FD 之上腹痛综合征的病因病机正如《素问·通评虚实论》所言："邪气盛则实，精气夺则虚。"临床从"虚实"来辨证论治，以胃络经脉之"不通"或"不荣"为其关键。经脉壅滞，气血阻滞运行不畅，古人谓之"不通则痛"，多属实证；人之脏腑经脉气血失于濡养，即所谓"不荣则痛"，多为虚证。此外，临床在两者之间还可见虚实夹杂证。"不通"者以气机失调为要；"不荣"者以气血化生不足，失于濡养为本。

二、辨治经验

章浩军教授临床治疗该病多予经方，往往取得良效。其具体选方用药如下：

（一）实证

临床表现：胃脘疼痛拒按，痛有定处，脘闷灼热，伴恶心欲呕，食少纳呆，身重困倦，小便黄，舌质红，苔黄腻，脉滑数。

治法：宽胸散结，理气和胃。

选方：小陷胸汤加减。方中瓜蒌甘微苦寒，荡热涤痰，宽胸散结；黄连苦寒，清热泻火；半夏辛温，消痞散结。全方辛开苦降，润燥相得，共奏理气宽胸、涤痰散结之效。

（二）虚证

临床表现：胃痛绵绵不休，喜温喜按，进食寒凉后易加重或发作，神疲纳呆，少气懒言，四肢不温，大便溏薄，舌淡或有齿印，苔薄白，脉沉弱。

治法：健脾益气，和胃止痛。

选方：小建中汤加减。方中饴糖甘温质润，温中补虚，缓急止痛；桂枝辛温，温阳气，散寒邪，与饴糖配伍，辛甘化阳，温中焦，补脾虚；芍药酸甘，养营阴，止腹痛。炙甘草益气和中，调和诸药。诸药并用，共奏温中补虚、柔肝理脾、益和阴阳之功。

（三）虚实兼杂证

临床表现：胃脘胀痛，食后更甚，嗳气频作，伴口干、口苦，胸闷不舒，神疲乏力，纳少，大便稀溏，舌淡红，舌苔薄白或薄黄，脉弦细。

治法：疏肝健脾，温补和中。

选方：小柴胡汤加减。方中柴胡味苦微寒，透泻邪气，疏泄气郁，升阳达表；黄芩苦寒养阴退热，与柴胡配伍，升降泻散；半夏辛温，和胃止呕；人参、甘草补正气而和中，姜、枣之辛甘可温补和中。全方扶正祛邪，疏利少阳枢机，通达三焦，调和胃气。

（四）随证加减

兼热甚者，加黄芩、芍药，清热化湿、理气和胃；兼寒较显，加干姜、党参，温中散寒、健脾和胃；兼痛较显，加延胡索、川芎，行气活血、和胃止痛；病程日久，血瘀较重，舌质暗红或有瘀点，舌下络脉迂曲者，加旋覆花、茜草以化瘀通络、理气和胃。

三、验案举隅

（一）治胃脘痛虚证兼寒案

张某，女，31岁。

反复中上腹胀痛3年余，再发3个月。曾多次就诊我院以及外院门诊，完善相关检查后，诊断为"功能性消化不良"，予西药抑酸保胃、保护胃黏膜等相关治疗后症状缓解，但易反复发作。诊见：患者中上腹胀痛，喜温喜按，劳累或遇寒明显，得温则减，伴恶心欲呕，四肢欠温，心悸、心慌，纳呆，夜寐尚可，大便偏稀，日行1～2次，小便自利。舌淡苔白微腻，脉细。辨证：虚证兼寒。治法：温中散寒，健脾和胃。方药：小建中汤加减。处方：桂枝10g，饴糖30g，炒白术50g，白芍20g，红枣10g，枳实10g，生姜10g，炙甘草6g。5剂，日1剂，水煎，分2次温服。

二诊：患者中上腹胀痛减轻，纳食较前好转，四肢欠温，便质偏稀，日行1～2次，舌淡苔白微腻，脉细。予前方加制附子15g，肉桂10g，再服5剂。

三诊：患者中上腹不适已除，纳食正常，四肢欠温较前好转，大便日解一次，尚成形，舌淡苔白微腻，脉细。守上方再进5剂，以图长效。

按： 患者青年女性，喜好辛辣，恣食肥甘厚腻，伤脾碍胃，气机壅滞，脾阳受损，中阳虚弱，脾胃虚寒内生，滞于胃肠，寒性凝滞，不通则痛，发为胃痛，总以虚证为主；寒性凝滞，得温则散，故见遇寒加剧，得温则减；胃失和降，胃气上逆，故恶心欲呕；脾主四肢，脾阳不足，四肢失于温煦，则见四肢欠温；舌淡苔白微腻、脉细皆为寒之象。综上，故辨为脾胃虚证兼寒，方选小建中汤加减，治以温中健脾、和胃止痛。二诊患者仍感四肢欠温，考虑患者先天禀赋不足，加之平素劳倦过度，耗伤阳气，故加附子、肉桂，以温补元阳而建后天之本。

（二）治胃脘痛虚实夹杂证兼寒热错杂案

吴某，女，50 岁，农民。

上腹部胀痛不适 10 年余。曾于外院行电子胃镜以及腹部彩超未见明显异常。诊见：上腹部胀痛不适，或进食生冷后明显，伴恶心欲呕，反酸、烧心，胁肋部胀满，口干、心烦，纳呆，神疲乏力，四肢欠温，寐差，二便调。舌淡红苔微黄腻，舌下络脉迂曲，脉弦细。辨证：虚实夹杂证兼寒热错杂。治法：辛开苦降，疏通气机，兼以化瘀。方药：小柴胡汤加减。处方：柴胡 10g，炙甘草 5g，黄芩 10g，姜半夏 10g，干姜 10g，大枣 10g，党参 10g，旋覆花 20g，黄连 3g，茜草 10g。4 剂，日 1 剂，水煎，分 2 次温服。

二诊：患者上腹部胀痛减轻，恶心欲呕较前改善，反酸、胃灼痛，口干、心烦，舌淡红苔微黄腻，舌下络脉迂曲，脉弦细。予前方加海螵蛸 10g，生栀子 5g，淡豆豉 10g，再服 5 剂。

三诊：患者稍感四肢欠温，余诸症明显减轻。嘱其同前方，再进 5 剂。

按：患者先天禀赋不足，加之长期嗜好生冷之品，导致先天虚弱之脾胃更为所伤，此次饮食不节导致脾气受损、胃失和降，故上腹部胀痛，结合其舌淡红苔微黄腻、脉弦细，总属虚实夹杂证。患者刚过七七之年，月事正衰，气血紊乱而致情志焦虑不畅，肝气郁结，肝郁气滞，气郁化火，另肝郁横逆犯脾，导致脾胃虚损，故兼有寒热错杂；久病入络，加之肝郁气滞、气滞血瘀，结合其舌脉，可知病在血分，瘀血阻滞于内。故治用小柴胡汤加减，加旋覆花、茜草之品，以达辛开苦降、寒热平调、疏通气机兼化瘀通结之目的。

（三）治胃脘痛实证兼热案

马某，女，31 岁。

反复胃脘部疼痛 10 余年，再发伴加剧 3 天。患者既往多次就诊于当地医院，行胃镜检查及病理报告提示慢性浅表性胃炎。诊见：胃脘胀痛，按之痛剧，偶有恶心欲呕，纳可，寐欠安，二便调，舌红，苔薄黄腻，脉滑。辨证：属实证兼热。治法：清热化痰，行气散结。方药：小陷胸汤加减。处方：瓜蒌 10g，黄连 10g，姜半夏 20g，生姜 10g，枳实 10g，大枣 10g，白术 50g，黄芩 10g。3 剂，日 1 剂，水煎，分早晚两次服用。

二诊：胃脘胀痛较前明显减轻，仍感恶心欲呕，纳可，寐欠安，舌淡红，苔薄白，脉弦细。守上方再进 7 剂。

三诊：患者诸症已除。上方再进 7 剂，以图长效。

按：患者女性，家庭烦劳之事较多，忧思过虑，情志不畅，气机郁结，郁久化热而结于心下，故见脘部胀痛；按之反痛，"按之痛者为实"；胃失和降，胃气上逆，故恶心欲呕。结合其舌脉，辨为实证，兼热显著。"急则治其标"，故予小陷胸汤加减，以通络理气、散结和胃。方中黄连、黄芩、半夏辛开苦降，生姜和中降逆，瓜蒌行气散结，再加用枳实、白术行气散结。

四、小结

国内资料显示，FD 的发病率约为 23%，占消化系统疾病门诊量的 40%。因其发病机制尚不明确，治疗上西医也没有特效药，多根据临床症状选用促胃动力药、胃黏膜保护剂、抑酸药及抗抑郁药对症处理。然而治疗效果并不显著，且易反复发作。该病对人们的平时生活及工作造成了较大的困扰，成为现代医学有待攻克解决的问题之一。

中医学治疗功能性消化不良可根据病人个体体质不同及针对病情发展阶段进行辨证论治，遣方用药治疗效果较为显著。但同时也应该认识到，临床当中针对 FD 的辨证分型或遣方用药，大多数医家都是统一而论，未有将两个亚型区分开来，因此证型显得种类繁多，用药也是各持己见。而章浩军教授在临床辨治功能性消化不良，选其中之一的上腹痛综合征，按胃脘痛以虚实为纲进行辨证论治。其病之初，不论是外邪侵犯或为饮食、情志所伤，均可内生寒痰、水饮、瘀血、食滞等病理产物，阻碍气机，此多为实证；而病久，中焦脾胃升降之机失调，水谷精微化生不足，导致脏腑气血失之濡养，则多虚证；在两证之间，还常见有虚实夹杂之证。其辨治指导思想依据《黄帝内经》"实则泻之""虚则补之",最终达到《金匮要略·水气病脉证并治第十四》"阴阳相得,其气乃行;大气一转,其气乃散",即调和阴阳、其病自愈之目的。故治疗从调畅脏腑气机之"通则不痛"与促进气血化生之"荣则不痛"入手,应用经方治疗,从而建立较为完善的、动态的中医辨证、治疗体系,这不失为临床辨治该病的一种新思路。同时,这也是对中医古法经方用于现代疾病诊治的有益探索与研究。

（刘启华）

第六节　督脉灸治疗"纯阴结"便秘

便秘在古代称作为"结",从《黄帝内经》到《伤寒杂病论》及后世医家多有论述。章浩军等从"结"入手,结合《伤寒论》六经辨证,将便秘分阳明"阳结"、少阳"阳微结"、太阴"阴结"、少阴"纯阴结"等四大病证进行论治。其中"纯阴结"便秘为少阴肾阳虚衰之里虚寒证便秘,临床上多见于中老年患者,在中医辨治上多依仲景之方四逆汤加减来急温其阳,散其阴寒,往往能收到明显的疗效,然药物煎煮过程复杂,口味略带苦涩,令不少患者左右为难。近些年来,广大患者更加倾向于中医外治,其中灸法用于治疗寒证便秘效果甚佳。临床上治疗便秘的灸法种类众多,其中艾灸和雷火灸多见,如潘树红等报道雷火灸在脾肾阳虚型便秘患者中的应用。

章浩军教授在临证中深入探究督脉灸治疗"纯阴结"便秘机理。督脉灸火力温和,时间长,能起到调和阴阳、温通气血、强壮真元之功,适合于肾阳虚衰之便秘及泄泻、强直性脊柱炎、妇女痛经等疾病。

一、概述

张仲景在《伤寒论·太阳病脉证并治》第148条中曰:"伤寒五六日,头汗出,微恶寒,手足冷,心下满,口不欲食,大便硬,脉细者,此为阳微结，必有表，复有里也。脉沉，亦在里也。汗出，为阳微。假令纯阴结，不得复有外证，悉入在里。此为半在里半在外也。脉虽沉紧，不得为少阴病，所以然者，阴不得有汗，今头汗出，故知非少阴也。可与小柴胡汤。设不了了者，得屎而解。"首次提到了"纯阴结"便秘，其为病结少阴，属虚寒之证，系太阴病"阴结"进一步发展至少阴病而成，即因阳气亏虚，阴寒凝结，阴气独盛，阳不足以化阴，传导失常而致大便反硬。其临床表现主要为：大便干或不干，排出艰难，四肢欠温，喜温恶寒，或腹中冷痛，拘急拒按，或腰膝酸冷，小便清长，舌淡或淡红，苔白或腻，脉沉迟。

其治正如《伤寒论》第 323 条所曰："少阴病，脉沉者，急温之，宜四逆汤。"故治少阴"纯阴结"当选四逆汤加减，以大剂量大辛大热之品急温其阳，散其阴寒内结，不攻其便而便自通。然中药煎煮过程复杂，口感欠佳，令不少患者左右为难。西医学认为便秘发病机制与心理因素、胃肠道动力、神经系统、胃肠激素、遗传等密切相关，治疗上多用各种刺激性泻剂如果导片、乳果糖等，其不良反应可引起电解质紊乱，停药后易反复发作。而单纯性的外科手术治疗虽有一定疗效，但对患者带来创伤大，且并发症较多，费用高，患者很难接受。因此，为寻求一种简便且有效的治疗方法成了关键。临床中探索发现督脉灸用于治疗此型便秘效果甚佳。

二、督脉灸步骤

1. 垫姜

让患者俯卧床上，充分暴露后背，在督脉大椎穴至腰俞穴范围内用 75% 的酒精棉球擦拭行常规消毒，消毒后铺上一层纱布，再将事先捣成泥状的生姜平铺于督脉上，宽约 8cm，厚 2～3cm，宽达膀胱经，姜泥要压平整不留空隙。

2. 铺艾

将纯艾绒沿督脉长轴平铺于姜泥上，轻微按压，艾绒均匀排布不留空隙，宽约 7cm，厚约 1cm。

3. 燃艾

用 20mL 的注射器抽取 95% 乙醇，均匀喷洒在艾绒上，点燃艾绒即可。

4. 留火

待第 1 炷艾绒燃完，施灸者将手掌置于艾炷上 1 ～ 2cm 处试之仅觉微温时，用平铲剃除姜泥上艾灰再行前铺艾、燃艾，每次 3 炷为宜。施灸全程中，施灸者反复询问患者感觉，不可离开，以防烫伤。

5. 撤姜

待第 3 炷燃尽无烟火时，施灸者以手掌试之不温、患者仅感微温时即可将纱布及姜泥一同撤离患者背部，置于事先装有水的垃圾桶中将火熄灭。

6. 观察

施灸结束后，观察患者铺灸部位皮肤。铺灸部位皮肤为均匀的红晕色时则施灸效果最佳；铺灸部位皮肤起小水泡，嘱患者不必惊慌，人体可自然吸收；水泡较大时，可用一次性无菌针灸针将其刺破，并将里面的水液放出，再用碘伏消毒，外涂长白山獾子油后用无菌胶布固定，注意创面的卫生以防感染。每次治疗 1.5 ～ 2 小时，视患者病情及反应情况每周灸 1 ～ 2 次，4 周为 1 个疗程。

7. 注意事项

施灸期间忌食生冷辛辣、肥甘厚味及鱼腥发物；慎洗冷水澡，避风寒，节房事，注意休息。

三、验案举隅

（一）治纯阴结便秘案

范某，男，38 岁。

初诊（2014 年 7 月 31 日）：反复排便困难半年，再发 1 周，曾就诊我院门诊，查结肠镜未见明显异常，予中药温补脾肾、润肠通便等处理后症状可缓解，但反复发作。辰下：排便困难，大便干结，3 ～ 4 日一行，偶有腹中冷痛不适，得热则减，腰膝酸软，怕冷，四肢不温，神疲乏力，纳尚可，夜寐欠佳，小便自调，舌质淡苔薄白，脉沉迟。思证为"纯阴结"便秘，行督脉灸，每周 2 次，每次治疗 1.5 ～ 2 小时，1 个疗程 4 周。

二诊（2014 年 8 月 30 日）：排便较前容易，大便偏干，1 ～ 2 日一行，无腹冷痛不适、腰膝酸软，舌质淡红苔薄白，脉沉。嘱患者督脉灸每周1次，每次治疗1.5～2小时，1个疗程4周。

三诊（2014年9月27日）：大便正常，日解1次，无腹冷痛不适、腰膝酸软、怕冷、四肢不温，舌质淡红苔薄白，脉沉细。嘱患者巩固疗程，督脉灸每周1次，每次治疗1.5～2小时，1个疗程4周。

按： 本案中男性患者，以反复排便困难半年，大便干结，腹中冷痛不适，得热则减，腰膝酸软，怕冷，四肢不温为病证特点，其辨证关键在于腹冷痛、秘及舌淡苔薄白、脉沉迟并见。此属少阴阳气虚衰而寒盛内结者，通过督脉灸急温其阳，散其阴寒内结，不攻其便而便自通，"纯阴结"自除。督脉灸温补肾阳，体现仲景"重阳气"学术思想，可使病瘥后而不易复，更显"治未病"之理念。

（二）治少阴病纯阴结元气不足案

石某，男，68岁。

初诊（2015年8月12日）：反复排便困难5年余，再发2月余。长期于药店购买"清肠茶"，服用后大便可排，但易反复发作，2月余前就诊于龙岩市第一医院行电子肠镜示"结肠黑变病、直肠多发性息肉（已夹除）"，遂停止口服"清肠茶"，排便困难再作。辰下：排便困难，3～5天一次，粪便偏干，便后乏力，时发耳鸣，精神疲乏，小便稍频，夜尿3～4次。舌淡苔薄白，舌下络脉迂曲，脉沉迟。思症为气血损伤、阳气大亏所致，急当温补元阳之气，予行督脉灸，每周1次，每次治疗1.5～2小时，1个疗程4周。

二诊（2015年9月10日）：排便较前容易，大便质软，日解1次，夜尿1～2次，舌质淡红，苔薄白，脉沉迟。嘱患者巩固疗程，督脉灸每周1次，每次治疗1.5～2小时，1个疗程4周。

按： 本案患者为老年男性，先天已亏，后天无法养先天，尤其是少阴元阳之气不足，无力推动大便，当属少阴病"纯阴结"范畴，正如《素问·五脏别论》所言："魄门亦为五脏使，水谷不得久藏。"患者排便艰难与五脏气机功能失司关系密切，特别是元气一虚，诸脏功能均受影响，而魄门开启失职则见大便难，少阴肾阳亏虚则见夜尿增多。是时当务之急先应抓住少阴

"元气"这一关键，急当予督脉灸温补元阳之气，元阳充足，阳化气推动大便，不攻其便而便自通。

四、小结

"纯阴结"便秘系太阴病"阴结"便秘进一步发展至少阴病而成。"纯阴结"与"阴结"便秘，两者虽同为阴证便秘，但在病位上有太阴、少阴之别。少阴"纯阴结"便秘，脉沉以候里，里为阴，故其为阴证，属少阴肾阳虚衰之里虚寒证，且当无表证存在，仅有一派少阴阳虚之里寒证，故张仲景言："假令纯阴结，不得复有外证，悉入在里。"因其阴寒内盛而无汗，有别于"阳微结"便秘之"头汗出"。仲景治疗"纯阴结"便秘代表方有四逆汤。然中药饮片煎煮过程繁琐，口感欠佳，患者依从性差，督脉灸用于治疗此型便秘效果甚佳。

督脉灸又称为"铺灸""长蛇灸"，是民间广为流传的一种施灸方法，其集合了热疗、光疗、药物刺激等中医外治特色。艾叶辛温性烈，能通行十二经，振奋元阳，祛寒逐冷，除风燥湿，调理气血，《本草纲目》谓："灸之则透诸经而治百种邪，起沉疴之人为康泰，其功亦大矣。"生姜中含有姜辣素，挥发油中含有姜醇、姜烯等，对皮肤有一定的刺激作用，可以渗透于人体，扩张局部血管，改善血液循环，经艾炷加温后其作用可增强数倍。生姜的化学性刺激与灸火的温热刺激叠加，协同发挥功效，增加其温通效能。"纯阴结"便秘通过督脉灸急温其阳，散其阴寒内结，不攻其便而便自通。在临床上，若我们能活用巧用督脉灸治疗"纯阴结"便秘，可进一步丰富便秘的中医外治手段，使督脉灸在治疗"纯阴结"便秘中充分发挥作用。

（阙茂棋）

第七节 六经辨证治疗胃食管反流病

章浩军教授善于应用六经辨证治疗脾胃病，尤其对胃食管反流病的诊治积累了较为丰富、独特的临床经验。

一、概述

《黄帝内经》对吐酸的病因、病机、病位做了最早的概括，认为吐酸由热邪内犯所致。如《素问·至真要大论》曰："少阳之胜，热客于胃……呕酸善饥。""诸呕吐酸，暴注下迫，皆属于热。"此后不同朝代的各医家亦从不同方面论述了吐酸的病因病机，隋代巢元方认为吐酸的病机分三大点：第一，上焦有寒；第二，胃气虚弱，宿食不消；第三，痰湿困脾，致脾运化失司。至金元时期，刘完素认为吐酸为热邪犯胃所致，与肝气有关。如《素问玄机原病式·六气为病·吐酸》云："酸者，肝木之味也，由火盛制金，不能平木，则肝木自甚，故为酸也。"而李东垣对吐酸的病机则以寒立论，《医述》云："酸者，甚则酸水浸于心，以辛热疗之必减。若以病机立法，作热攻之，误也。"明代医家张景岳则认为吐酸的病机为脾虚肝侮。综上所述，古代医家对吐酸基本病机的认识不仅是郁热，亦能是寒邪致病，与肝、胆、脾、肺关系密切，但总以肝气犯胃、胃失和降、胃气上逆为基本病机。

章浩军教授从《黄帝内经》《伤寒论》等中医经典相关理论入手，结合30余年临床实践，认为胃食管反流病当属中医学"吐酸"范畴，其辨治可依据《伤寒论》六经辨证理论，以"发热恶寒，发于阳；无热恶寒，发于阴"而按寒、热来辨治。具体为：属六经阳病者，多以阳明、少阳两经为重，阳明、少阳郁热于里，胃失和降而致吐酸；属六经阴病者，多以太阴、厥阴两经为要，因太阴脾虚，厥阴肝木常犯之而脾胃升降失司，胃气上逆而致。综上，临床上可将胃食管反流病分为太阴厥阴寒证、阳明少阳热证辨治。

二、辨治经验

章浩军教授临床治疗该病多予经方，内治外治相结合，往往取得良效。

（一）阳明少阳热证

症见：吞酸时作，嗳腐气秽，胃脘闷胀，两胁胀满，心烦易怒，口干口苦，咽干口渴，舌红苔黄，脉弦数。

治法：疏肝泄热，降逆和胃。

选方：大柴胡汤。

外治：大椎、肝俞穴点刺放血拔罐。

方中柴胡疏散退热，配伍黄芩清热解毒、疏肝泄热；白芍、枳实与大黄配伍缓急止痛；半夏、陈皮与厚朴配伍降逆和胃；生姜、大枣调和药性。诸药合用疏肝泄热，降逆和胃。大椎穴为阳中之阳，善治热病，在此穴位放血拔罐可使热随血泻；肝俞穴属足太阳膀胱经，肝之背俞穴，在此穴位放血拔罐为泻法，有疏肝理气、行气止痛等功效。两穴合用可增强疏肝泄热、制酸止逆之功效。

（二）太阴厥阴寒证

症见：吐酸时作，嗳气酸腐，胸脘胀闷，喜唾涎沫，饮食喜热，四肢不温，大便溏泻，舌淡苔白，脉沉迟。

治法：暖中散寒，消阴降浊。

选方：吴茱萸汤。

外治：神阙、内关、足三里穴位贴敷。

方中吴茱萸辛苦温，暖肝胃、散阴寒、下逆气、降浊阴；重用生姜之辛温以加强温胃化饮、降逆止呕之功；配人参之甘温和大枣之甘平以补虚和中，共奏暖中散寒、消阴降浊之效。神阙穴即肚脐，意指神气通行的门户，是人体的长寿大穴，灸之或用温药贴之可使人体真气充盈而达到温阳救逆、利水固脱之效；内关为全身强壮要穴之一，其穴络属于厥阴心包经，对心、胸、胃、神经性疾病均有效，能宁心安神、宽胸理气、缓急止痛、降逆止呕。足三里是足阳明胃经的主要穴位之一，具有调节机体免疫力、调理脾胃、补中益气、通经活络等作用，在此三穴贴敷吴茱萸散可增强温胃散寒、降逆止呕之功效。

（三）随证加减

胃灼痛、反酸重者，加海螵蛸以制酸止痛；嗳气甚者，加旋覆花以降气止逆；四肢不温、大便稀溏者，加桂枝、茯苓以温阳健脾。

三、验案举隅

（一）阳明少阳热证案

赖某，男，43岁。2016年5月5日初诊。

反复反酸伴咽中如有物阻塞3月余。曾多次就诊我院及外院门诊，完善相关检查后诊断为"胃食管反流病"，予西药抑酸保胃、保护胃黏膜等相关治疗后症状缓解，但易复发。辰下：患者诉反酸，咽部异物感，咳之不出，吞之不下，情志不畅时明显，嗳气频作，口干口苦，纳寐欠佳，二便尚调，舌质红，苔黄腻，脉弦数。辨证属阳明少阳热证，治以疏肝泄热、制酸止逆，方用大柴胡汤加减。处方：柴胡15g，枳实9g，黄芩9g，半夏10g，白芍10g，大枣5枚，生姜10g，大黄6g。5剂，日1剂，水煎，分两次温服。另在患者背部大椎、肝俞穴点刺放血加拔罐。

2016年5月10日二诊：患者反酸、咽部异物感减轻，纳食较前增加，仍有嗳气，感口干口苦，舌质红苔黄，脉弦数。守初诊处方加龙胆草15g，旋覆花10g，5剂。继续背部腧穴拔罐。

2016年5月15日三诊：患者反酸、咽部异物感已除，纳食正常，口干口苦较前好转，舌淡红苔微黄，脉弦。守上方再进5剂，以图长效。

按：患者精神疲乏，反酸，咽部异物感，咳之不出，咽之不下，情志不畅时症状明显，口干口苦，纳寐欠佳，二便尚调，舌质红，苔黄腻，脉弦数，证属肝气郁结证。患者为中年男性，平素易情志不遂，郁怒伤肝，肝郁气滞，气机受阻，气行不畅，加之思虑伤脾，思则气结；另患者肝郁犯脾，损伤脾胃，脾虚失运，痰饮内生，气滞与痰饮相互交结于咽部，故觉咽部异物感；舌质红苔黄腻，脉弦数，为痰气郁结之征象。本病病机为肝郁犯胃，气郁痰凝，阻滞胸咽。故治用大柴胡汤加减，加龙胆草、旋覆花以清泄肝胆郁热、降逆止酸。亦在大椎、肝俞穴点刺放血加拔罐，可增强疏肝泄热、制酸止逆之功效。

（二）太阴厥阴寒证案

杨某，女，28岁。2016年3月2日初诊。

反复反酸1年，加剧2天。曾于外院行电子胃镜及腹部彩超检查，未见明显异常。辰下：患者诉反酸，胃脘部胀痛不适，伴恶心欲呕，头晕，乏力，四肢不温，口淡，纳寐差，大便日行2次，质稀，小便利，舌淡红，苔薄白，脉细。辨证属脾胃虚弱证，治以温中健脾、和胃止逆，予吴茱萸汤加减。处方：吴茱萸9g，人参9g，生姜18g，大枣4枚。4剂，日1剂，水煎，分两次温服。配合醋调吴茱萸散贴敷神阙、内关、足三里等穴位。

二诊（2016年3月6日）：患者上腹部胀痛减轻，恶心欲呕、头晕较前减轻，仍有反酸、纳寐差，舌淡红，苔薄白，脉细。守初诊处方加海螵蛸10g，黄芪10g，5剂。继续穴位贴敷吴茱萸散。

三诊（2016年3月11日）：患者仍稍感四肢欠温，余诸症明显减轻。守上方加干姜10g，再进5剂。嘱患者继续用醋调吴茱萸散贴敷神阙以巩固疗效。

按：患者为青年女性，饮食不节，劳倦积损，伐伤胃气，累及脾阳，脾胃俱虚，受纳腐熟功能减退，水谷不化，随胃气上逆则反酸；脾为气血生化之源，不足则气血虚弱，胃络失养，不荣则痛，故胃脘隐痛不适；胃失和降，故恶心欲呕；头晕乏力乃后天已伤、气血不荣之征；舌淡红、苔薄白、脉细为脾胃气虚之象。故治用吴茱萸汤加减，加海螵蛸、黄芪、干姜，以达益气温中、降逆制酸之目的。用醋调吴茱萸散贴敷神阙、内关、足三里等穴位，可增强温胃散寒、祛浊降逆之功。

四、小结

胃食管反流病是指胃及十二指肠的内容物因各种原因反流至食管、口腔、肺而引起的症状，属中医学"吐酸""嘈杂""反胃"等范畴。该病可发生于任何年龄的人群，随着人们生活习惯、饮食结构的变化，发病率呈逐年上升趋势。治疗方面，西医主要通过抑制胃酸和促进胃动力等方面进行干预，尤其以质子泵抑制剂（pumpinhibitors，PPI）的应用最为广泛。PPI应用虽简便、有效，然其停药后的复发率极高，且新近研究表明，长期应用PPI可增加骨折及艰难梭菌感染复发风险。因此，寻求一种安全有效的方法成为治疗胃食管反流病的关键。

中医经过几千年的临床实践，对吐酸病因病机的认识有独到的见解，治疗上亦有显著效果。章浩军教授诊治胃食管反流病，从六经辨证入手，将该病分为阳明少阳热证、太阴厥阴寒证两型，采用大柴胡汤治疗肝热犯胃、胃失和降所致的阳明少阳热证，同时在大椎穴、肝俞穴点刺放血拔罐以增强疏肝泄热之功效，使热随血泻而酸自止、逆自降；采用吴茱萸汤治疗肝胃虚寒、气机不畅所致太阴厥阴寒证，同时在神阙、内关、足三里等穴位贴敷吴茱萸散以增强温胃散寒、祛浊降逆之功效，古法经方内外结合治疗在临床上取得了较好的疗效，丰富了现代疾病的诊治内容，值得进一步探索、总结及推广。

（李燕）

第八节　六经辨治不寐病

不寐，西医学称为失眠，是指睡眠时间和（或）睡眠质量不能满足人体机能所需的一种病症，导致人们不能进行正常的工作、学习、社交。其治疗上多以镇静催眠药物为主，往往易产生耐药性，长期服用副作用较多。章浩军教授临证四十余年，钻研《伤寒论》及《金匮要略》等经典著作，提出六经辨证可以用于诊治内伤杂病，应用六经辨治不寐疗效甚佳。

一、概述

不寐，最早见于《难经·四十六难》曰："老人卧而不寐，少壮寐而不寤者，何也……老人血气衰……故昼日不能精，夜不得寐也。"明确提出针对人正常睡眠和觉醒的两个字"寐"和"寤"。《足臂十一脉灸经》和《阴阳十一脉灸经》用"不卧""不得卧"和"不能卧"描述本病。《灵枢·营卫生会》云："人受气于谷……其清者为营，浊者为卫……卫气行于阴二十五度，行于阳二十五度，分为昼夜，故气至阳而起，至阴而止。故曰日中而阳陇……夜半而大会，万民皆卧，命曰合阴，平旦阴尽而阳受气，如是无已，与天地同纪。"指出卫气的循行是影响睡眠的关键因素，说明了营卫失调、阳不入阴是其总病机。《素问·逆调论》曰："胃不和则卧不安。"《景岳全书·不寐》曰："不寐……其所不安者，一由邪气扰之，一由营气不足耳。"明·李中梓提出："不寐之故，大约有五，一曰气虚，一曰阴虚，一曰痰滞，一曰水停，一曰胃不和。"

张仲景的《伤寒论》对不寐病的认识源自《黄帝内经》，章教授在熟读精研《伤寒论》的基础上，参悟出仲景六经辨治不寐之精髓，再结合自身临证实践，用经方结合特色外治法综合治疗，颇有成效。

二、辨治经验

（一）太阳不寐证

太阳，是六经病中的第一阶段，阳气最充盛。太阳经循行体表项背，司营卫之气，固护肌表，起到防御作用，以免外邪入侵。所以太阳经病变往往是因为经气及营卫功能失调，太阳不寐证亦多由此生。《灵枢·大惑论》云："夫卫气者，昼日常行于阳，夜行于阴，故阳气尽则卧，阴气尽则寤。"即说明了营卫运行有度，人体寤寐作息方能有常，营卫调和是治疗太阳不寐病的关键。人不得眠的原因可归纳为两点：一是卫不入营；二是营阴亏虚。"卫气不得入于阴，常留于阳，留于阳则阳气满，阳气满则阳跷盛，不得入于阴则阴气虚，故目不瞑矣。"机体受邪，卫气行于体表，奋起而抗邪，卫气不得收敛入里，以致阳气浮越于外，营阴无阳气以化生，则脏腑精气失于濡养，神气不得内守，故不寐。

症见：入睡困难，神倦，或易怕冷、自汗，或盗汗，纳差，舌淡胖，苔薄白，脉缓。

治以调和营卫、潜镇安神，方选桂枝加龙骨牡蛎汤加减。

药物组成：桂枝 10g，白芍 10g，生姜 10g，大枣 10g，炙甘草 6g，生龙骨（先煎）20g，生牡蛎（先煎）20g。

配合外治：足太阳膀胱经走罐。

（二）阳明不寐证

阳明不寐，多因阳明热证之热留胸膈、热扰心神而成，《伤寒论》第 76 条曰："发汗吐下后，虚烦不得眠，若剧者，必反复颠倒，心中懊侬，栀子豉汤主之。"第 79 条曰："伤寒下后，心烦腹满，卧起不安者，栀子厚朴汤主之。"第 221 条曰："阳明病……若加温针，必怵惕烦躁不得眠……栀子豉汤主之。"此"不寐"多伴有"虚烦"，此"虚"非正气之虚，而是区别于有形实邪之无形热邪，为热邪郁滞胸膈之烦，邪热郁滞，热扰心神，故不眠。

症见：心烦不得眠，烦躁不安，腹满，恶心欲呕，大便不调，尿黄，舌尖红，苔腻，脉弦滑。

治以清宣郁热、消满除烦，方选栀子厚朴豉汤加减。

药物组成：栀子 5g，厚朴 10g，淡豆豉 10g。

配合外治：大椎点刺放血。

（三）少阳太阴不寐证

少阳，生生不息之少火，属相火，朱丹溪认为："天非此火不能生物，人非此火不能有生。"少阳为枢，全身阴阳流通之道，以流通畅达为要，正如尤在泾所言："少阳者，阴阳之交也。"若少阳枢机不利可导致 4 种转归：其一，邪气不得枢转，外邪迁延，病久不解；其二，气机郁滞，胆气不舒，气郁化火，少阳胆火上扰心神则不寐；其三，少阳三焦水道不利，水液输布失调，化生痰浊，痰浊上蒙清窍，清窍被扰，故而不寐；其四，少阳相火不布，或失于升发，则相火不足，可见虚烦不寐。少阳气郁，横犯太阴湿土，致中阳不足，运化无力，寒湿内盛，升降失常而致少阳太阴合病。

症见：入睡难，精神疲倦，烦躁易怒，口苦，咽干，腹部痞满，纳差，大便稀溏，舌淡红苔白，脉弦。

治以疏利少阳、渗湿止泻，方选柴胡桂枝干姜汤加减。

药物组成：柴胡10g，黄芩10g，桂枝10g，干姜10g，天花粉20g，生牡蛎（先煎）20g，炙甘草10g。

配合外治：脐部神阙穴温灸。

（四）少阴不寐证

少阴，包括心、肾两脏，病至少阴，则心肾阴阳气血俱虚，然则亦有从水寒化、从火热化之转机，不寐是少阴病热化所成。心在上属火，肾在下属水，心肾相交，水火相济。若少阴肾水不足，则少阴心火不得肾水灌溉，加之邪气从阳热化，和煦之心火转而成炽热之邪火，独亢于上，扰动心神而致不寐。正如《伤寒论》第303条所言："少阴病，得之二三日以上，心中烦，不得卧，黄连阿胶汤主之。"故治疗少阴病之不寐须滋阴降火、交通心肾。

症见：心烦，卧起不安，口干咽燥，喜冷饮，纳可，舌红少苔，脉沉细。

治以滋阴降火、交通心肾，方选黄连阿胶汤加减。

药物组成：黄连5g，黄芩10g，白芍20g，鸡子黄（另冲）10g，阿胶（另烊）10g。

配合外治：贴敷涌泉穴，针刺照海、太溪。

（五）厥阴不寐证

厥阴系六经病证最后一经，古人云："两阴交尽，名曰厥阴。""阴之极也，阳之始也。"厥阴因其所处阶段的特殊性，可出现"阴极阳衰"（厥阴阳虚）或"阴尽阳生"（厥阴阴虚）两种情况，当厥阴阴虚时，阳气生长，阴血匮乏，阴不制阳，病不寐。厥阴病不寐可因足厥阴肝血不足所致，厥阴肝血虚而生内热，血虚无以养心，热扰心神，致虚烦不宁不得眠。正如《金匮要略·血痹虚劳病脉证并治第六》所言："虚劳虚烦不得眠，酸枣汤主之。"

症见：入睡困难，甚则彻夜不寐，烦躁不安，神疲，或有头晕，纳可，二便调，舌淡红苔薄黄，脉沉细。

治宜清热除烦、养血安神，方选酸枣仁汤加减。

药物组成：酸枣仁20g，茯苓30g，知母10g，川芎10g，炙甘草10g。

配合外治：按压期门穴。

三、验案举隅

（一）太阳不寐案

林某，女，35岁。

初诊（2018年1月12日）：主诉入睡困难半月余。缘于患者半月余前不慎感受外邪后出现咳嗽、咳痰，发热恶寒，汗出，于当地诊所注射"退烧针"后热暂退，是夜起出现入睡困难，伴恶寒。辰下：入睡困难，偶有咳嗽咳痰，恶风无热，汗出，神疲乏力，纳可，大便未排，小便调，舌淡红，苔薄白，脉浮缓。予桂枝加龙骨牡蛎汤加减，调和营卫、潜镇安神，处方如下：

桂枝10g，生白芍10g，生姜10g，大枣10g，炙甘草6g，百合10g，生地黄20g，生龙骨（先煎）20g，生牡蛎（先煎）20g。共3剂，水煎服，日1剂，分早晚两次温服；并配合外治足太阳膀胱经走罐，加强疗效。

二诊（2018年1月15日）：患者诉诸症好转，大便排出较困难，舌淡红，苔薄白，脉缓。守前方加枳实20g，生白术60g，调理中焦气机，以助排便。

三诊（2018年1月18日）：患者已能入睡，精神可，汗出不明显，纳可，大便排出顺畅，舌淡红，苔薄白，脉浮。守二诊方7剂，巩固治疗。

按：患者因感受外邪，邪犯太阳卫表，卫气奋而抗之，故发热恶寒；卫御邪不利，外邪入里犯肺，肺失宣降，故咳嗽、咳痰；卫阳不固，营阴外泄，故汗出；营阴外泄，不得濡养机体，故见神疲乏力；此后热虽退，但卫阳虚，营阴伤，卫阳不得入里，营阴不得内守，营卫失调，阴阳不和，故出现入睡困难。故初诊予"桂枝加龙骨牡蛎汤"调和营卫之气、潜镇安神，使卫气入得阴分，心神得安；加用百合、地黄滋补肺阴；配合外治足太阳膀胱经走罐，以疏通经气、调理气血；二诊患者大便排出困难，加用枳术丸调理气机，助肠排便；三诊诸症除，予二诊方巩固疗效。

（二）阳明不寐案

吴某，女性，26岁。

初诊（2018年8月5日）：患者诉近2个月来入睡困难，睡后多梦，易惊醒，醒后难再入睡；5天前患者因进食辛辣后症状加重。辰下：入睡困难，睡后多梦，易惊醒，醒后难再入睡，头晕昏沉，烦躁易怒，神疲乏力，口干多饮，纳尚可，小便黄，大便干结，舌淡暗、尖红，苔微黄，脉弦细。治予栀子厚朴豉汤加味，清宣郁热、消满除烦。处方如下：

栀子5g，厚朴10g，淡豆豉10g，百合10g，生地黄20g，枳实20g，生白术60g。共3剂，日1剂，早晚温服；并配合大椎点刺放血疗法，通经活络、清热安神。

二诊（2018年8月8日）：上症药后减轻，可入睡，但仍有多梦易醒。考虑为余邪未尽、心神受扰所致，故在前方基础上加用生龙骨20g，生牡蛎20g，以镇惊安神。共7剂，日1剂，早晚温服。

三诊（2018年8月15日）：电话追踪，诉药后可睡满6小时，嘱其慎食辛辣食物，门诊随诊。

按：患者为青年女性，嗜食辛辣，致阳明胃郁热，邪热内灼营阴，上扰心神，致心神不安，故见入睡困难、多梦易醒；阳明胃郁热，气血生化失司，四肢、清窍失于濡养，故见头晕昏沉、神疲乏力；邪热煎灼津液，营阴亏虚，故见口干多饮、小便色黄、大便干结。故用栀子厚朴豉汤加减清宣郁热、消满除烦，方中栀子苦寒，清透郁热，解郁除烦；淡豆豉解表宣热，载栀子上行，和降阳明胃气；百合、地黄可养阴清热、补益心神，补阴之不足，泻阳之有余，又可安邪扰之神；枳实、白术破气消积、健脾益气，可增强栀子厚朴豉汤理气之功效，并补脾胃之虚。全剂共奏清宣郁热、宽中消满之效，配合外治大椎放血疗法以通经活络、清热安神。二诊患者诉服药后可入睡，但多梦易醒，考虑肝阳上亢，扰乱心神所致，故加用生龙骨、生牡蛎以镇惊安神。三诊已可睡满 6 小时，嘱其慎食辛辣食物，门诊随诊。

（三）少阳太阴不寐案

童某，男，42 岁。

初诊（2018 年 3 月 29 日）：患者 1 月余前无明显诱因出现入睡困难，睡眠浅，多梦，醒后难再入睡，烦躁易怒，口苦，咽干，腹胀，纳差，大便稀溏，多次就诊外院，予相关治疗（具体不详）后症状可缓解，但易反复发作。辰下：入睡困难，睡眠浅，多梦，精神疲乏，烦躁不安，易怒，口苦，咽干，腹胀，纳差，大便稀溏，小便调，舌淡红苔白，脉弦。予柴胡桂枝干姜汤加减以疏利少阳、渗湿止泻，处方如下：

柴胡 10g，桂枝 10g，干姜 10g，黄芩 10g，天花粉 20g，生牡蛎（先煎）20g，炙甘草 10g。共 7 剂，水煎服，日 1 剂，早晚温分服。予脐部神阙穴温灸配合治疗，以舒经活络、调理气机。

二诊（2018 年 4 月 4 日）：药后诸症减轻，大便已可成形，日解 1～2 次，量中，舌淡红苔薄，脉弦细。考虑症状改善，效不更方，继续予 5 剂治疗，巩固疗效。

按：患者青年男性，平素工作烦劳之事过多，情志不遂，少阳胆气不利，少阳气郁，胆气不舒，气郁化火，少阳胆火上扰心神则不寐；少阳胆火横逆犯太阴湿土，日久导致太阴脾虚，内生寒湿，水湿下渗肠道则大便稀溏；少阳气郁，郁久化热，热迫胆汁上泛于口，故咽干、口苦；少阳枢机不利，气机不畅，太阴脾虚失健运，则腹胀、纳差；太阴脾虚，气血化生不足，无以濡养肢体则精神疲乏。《伤寒论》149 条曰："伤寒五六日，已发汗而复下之……往来寒热，心烦者，此为未解也，柴胡桂枝干姜汤主之。"柴胡桂枝干姜汤按六经辨证当属少阳太阴合病，从病机上讲属胆热脾寒。本方柴胡、黄芩清利肝胆，疏少阳；天花粉清热生津，合阳明；干姜、甘草温补脾阳，开太阴；牡蛎潜阳补阴，和厥阴；桂枝交通寒热阴阳。诸药合用，使肝脾清气从左升，肺胃浊气从右降，从而达到天地交泰、清升浊降之境地而后利自止，配合脐部神阙穴温灸加强疗效。二诊疗效可观，守前法治疗。

（四）少阴不寐案

黄某，男，30岁。

初诊（2018年4月18日）：缘于患者2周前连续熬夜加班后出现入睡困难、烦躁、心悸，寐后多梦易醒，伴头晕耳鸣，腰膝酸软，阵发性汗出，睡醒后尤甚，手足自觉发热，余无不适，口服安眠药可入睡，但多梦易醒。辰下：入睡困难，烦躁，心悸，头晕耳鸣，腰膝酸软，潮热盗汗，口干喜饮，纳一般，小便稍黄，大便干，舌红少苔，脉细数。予"黄连阿胶汤"滋阴降火、交通心肾，处方如下：

黄连5g，黄芩10g，白芍20g，鸡子黄（另冲）10g，阿胶（另烊）10g，桂枝10g，炙甘草10g，生姜10g，牛膝10g，桑寄生10g。共7剂，日1剂，水煎服，早晚分两次温服。配合贴敷涌泉穴，针刺照海、太溪。

二诊（2018年4月25日）：患者诉诸症较前好转，纳可，大小便一般，舌红，苔薄微黄，脉细数。守前方再进7剂，巩固治疗。

随访：诉现不服安眠药也可入睡，诸症缓解。

按：患者每夜入睡困难，兼见头晕耳鸣、腰膝酸软、潮热盗汗、口干喜饮等症，一派肾水不足、虚火内扰之象；足少阴肾水亏虚，无以上济手少阴心火，邪随心火化热，邪火独亢于上，心肾不交，阳不入阴，故心中烦躁、心悸不安。予"黄连阿胶汤"滋阴降火、交通心肾，加用牛膝、桑寄生加强补肾阴功效；桂枝与甘草辛甘化阳，配合生姜可助卫气恢复功能，白芍与甘草酸甘化阴，配合大枣滋补营阴，使营阴得以平复，营卫调和，汗止而寐安；并配合贴敷涌泉穴，针刺照海、太溪，可补肾阴、泻虚火。二诊疗效佳，守前治疗。

（五）厥阴不寐案

郭某，女，51岁，离退人员。

初诊（2019年1月15日）：患者诉无明显诱因出现入睡困难1月余，平素易烦躁，情绪激动时症状加剧，口稍干，余无不适。就诊外院，对症用药后症状未见明显好转。辰下：入睡困难，甚则彻夜不寐，伴心烦，情绪紧张时加剧，头晕目眩，面色少华，口干，手指末梢麻木，纳一般，二便尚调，舌淡红，苔薄黄，脉沉细。予"酸枣仁汤"加减，清热除烦、养血安神，处方如下：

酸枣仁 20g，茯苓 30g，知母 10g，川芎 10g，炙甘草 10g，当归 10g，白芍 20g。共 7 剂，日 1 剂，水煎，早晚两次温服；配合按压期门穴。

二诊（2019 年 1 月 22 日）：患者诉已可入睡，但易醒，口干，偶有头晕目眩。考虑患者为中年女性，肝肾亏虚，阴液不足，心神失养，故在前方基础上加百合 10g，生地黄 20g，滋阴补肾。

三诊（2019 年 1 月 29 日）：患者诉已可完整睡足 5 小时，偶有头晕，舌淡红，苔薄白，脉沉细。嘱守二诊方再进 5 剂，巩固疗效。

按：患者中年女性，平素工作烦劳，急躁易怒，厥阴肝主疏泄，气易郁结，郁而化火，日久耗伤厥阴肝血，血虚内热，阴不制阳，则不寐、口干；厥阴肝血不足则面色少华，血虚无以荣养四肢头窍，故头晕、手指末梢麻木。《张氏医通·卷下》曰："虚劳不得眠，肝虚而火气乘之也，故特取酸枣仁以安肝胆为主，略加川芎调血以养肝，茯苓、甘草培土以荣水，知母降火以除烦，此平调土木之剂也。"加用当归补血活血，白芍柔肝养阴，全方共奏清热除烦、养血安神之功，并配合按压期门穴疏肝理气、活血化瘀；二诊加用百合、生地滋阴补肾；三诊患者已可入睡，守前方巩固疗效。

四、小结

不寐，古称"不得卧""不得眠""目不瞑"等，现代称失眠，临床多根据肝火扰心、痰热扰心、心脾两虚、心肾不交、心胆气虚等脏腑辨证分型进行治疗。而章浩军教授以六经传变之规律，通过"症状-辨证-方药-中医外治"等多点切入，从太阳、阳明、少阳、太阴、少阴、厥阴等入手，形成以六经辨证治疗不寐的创新思路，再结合中医特色外治，临床疗效明显。

（苏君蓉）

第九节　从少阳论治喉痹

一、概述

喉痹是指以咽部红肿、疼痛，或有异物感，咽痒、干燥不适为主要表现的一种咽部疾病，与西医学的急慢性咽炎相对应。临床上须注意将喉痹与梅核气、噎膈相鉴别，梅核气表现为咽部有异物感，咳之不出，吞之不下，犹如梅核阻塞于咽喉，好发于中年女性，其症状与情志波动密切相关；而喉痹多为长期刺激咽部，或慢性扁桃体炎、龋齿等影响所致，也可以因为各种物理化学因素刺激，如粉尘、颈部放疗、长期接触化学气体、烟酒过度等所致，除咽部异物感外，尚有咽干、咽痒、灼热等表现，其症状与情志因素关系不大；噎膈则多见于中老年人，其梗塞感主要位于胸骨后部，与情志因素无关，表现为进行性的吞咽困难。临证论治时，常易将三者混淆。

喉痹记载最早可追溯至《黄帝内经》，其中有多处提到"喉痹"一词，也对喉痹的病因、病机有了明确的阐述。《黄帝内经》论述喉痹之病因病机，除了从外感六淫之邪、内伤脏腑虚损等方面说明外，多从经络辨证论治，其涉及的经络有厥阴、少阴、少阳、阳明、太阳，以阳经为多，以少阳论治为主。正如《素问·六元正纪大论》所述："少阳所至为喉痹，耳鸣呕涌。"《素问·厥论》曰："手阳明、少阳厥逆，发喉痹、嗌肿、痉，治主病者。"《素问·缪刺论》曰："邪客于手少阳之络，令人喉痹舌卷，口干心烦。臂外廉痛，手不及头。"《灵枢·经脉》曰："三焦手少阳之脉……是动则病，耳聋，浑浑焞焞，嗌肿，喉痹。"可见少阳之病变对于喉痹一病的形成有着至关重要的影响。《素问·阴阳离合论》云："太阳为开，阳明为阖，少阳为枢。"枢为枢纽、枢机之意；少阳为枢，指少阳之阳气在半表半里之间，可出可入，为经络交通之枢纽。少阳包括手少阳三焦、足少阳胆，三焦者，通调水道，调节机体水液代谢；胆主疏泄，调节卫气营血之运行，共同体现了少阳枢机之功用。再者，六气之中，三气为相火，上应天之少阳暑气。少阳之相火，在天为暑，在地为火，在人为三焦。《四圣心源》有云："相火下蛰，水藏温暖而水府清利，则出不至于遗溺，藏不至于闭癃，而水道调矣……"故少阳受邪，枢机不利，气机运行不畅，水道不调，日久而致气机郁滞，水液内停，郁而生痰、成瘀，邪从热化，可郁而化火，加之少阳相火被郁，无以疏降，逆而上扰，壅塞咽喉而成喉痹。

　　章浩军教授从少阳论治喉痹重在枢利少阳气机，避免因气机郁滞、相火内蕴而产生的痰、火、瘀等病理产物结于咽喉，发为喉痹。治疗上可予"小柴胡汤"和解少阳、调畅气机、疏利三焦水道。然临证论治，患者症状、病情多复杂，病机并不单一，考虑少阳之为病易伴发太阳、阳明、太阴之气不和，故将少阳之喉痹再细化为"少阳－太阳合病""少阳－阳明合病""少阳－太阴合病"三大证型加以论治。

二、辨治经验

（一）少阳－太阳合病

　　症见咽部不适、咽干、咽痒、咽部有异物感，发热、恶寒，头项僵痛，舌淡红，苔薄黄，脉浮或弦。

　　少阳太阳合病可见两种情况：其一，外感邪气侵袭肌表，发为太阳表证，加之邪犯少阳，少阳枢机不利，气机升降失常，相火内郁，热邪上聚于咽喉，发为喉痹；其二，因体质等因素影响，易犯少阳疾患，少阳受邪，枢机失常，相火郁于体内，无以温煦肌表，以致卫阳不固，易并发太阳之疾。

　　治法：和解少阳，兼以解表。

　　选方：柴胡桂枝汤加减。

　　用药：柴胡 30g，桂枝 10g，黄芩 10g，人参 10g，炙甘草 10g，半夏 10g，芍药 10g，大枣 10g，生姜 10g。

（二）少阳－阳明合病

　　症见咽部不适、咽干、咽痒、咽部有异物感，发热、汗出，胸胁苦满，心下痞硬，大便不解，或协热下利，舌红苔黄，脉弦数。

少阳阳明合病，可见邪犯少阳，少阳枢机不利，阻遏气机运化，相火内蕴，化热上炎，壅塞咽喉，发为喉痹；同时外邪入里化热，内传阳明，与大肠燥热相合，以致津液耗伤，燥结成实，可见大便不解或协热下利等症。

治法：和解少阳，兼通下里实。

选方：大柴胡汤加减。

用药：柴胡 30g，黄芩 10g，芍药 10g，半夏 10g，生姜 10g，炒枳实 10g，大枣 10g。

（三）少阳－太阴合病

症见咽喉不适、咽干、咽痒、咽部有异物感，往来寒热，胸胁满微结，心烦口渴，小便不利，舌淡苔白，脉弦而缓。

少阳太阴合病之喉痹，多见于脏腑失于濡养、气血运行失调之人，因其脏腑气血阴阳失常，气机枢利不畅，少阳疏泄失司，胆热内蕴，三焦水道失调，气滞于内，水液内停，化生痰饮，郁而化热，结于咽喉，发为喉痹；加之其正气不足，邪易侵犯太阴，太阴脾虚不运，寒湿内停，可见心烦口渴、小便不利等症。

治法：和解少阳，温化水饮。

选方：柴胡桂枝干姜汤加减。

用药：柴胡 30g，桂枝 10g，干姜 10g，天花粉 10g，黄芩 10g，牡蛎 20g，炙甘草 10g。

三、验案举隅

（一）少阳－太阳合病案

刘某，男，15 岁。

初诊（2017 年 7 月 3 日）：患者 1 个月前因受凉出现咽干、咽痒、咽部灼热感，偶有咳嗽、咳痰，痰多、质黏、色黄，不易咯出，曾多次就诊外院，考虑咽喉炎，予药物抗感染治疗后症状稍好转，但进食辛辣食物后上述症状加重，故就诊于我科门诊。辰下：咽痒、咽干、咽部灼热感，偶有咳嗽、咳痰、痰多、质黏、色黄，不易咯出，精神疲乏，纳寐可，二便调。舌淡红，苔微黄腻，脉浮细。病机为少阳、太阳同病，故予柴胡桂枝汤加减以和解少阳，兼以解表。处方如下：柴胡 10g，黄芩 10g，半夏 10g，干姜 10g，甘草 9g，生姜 10g，大枣 10g，桂枝 10g，白芍 10g，五味子 9g，厚朴 10g，杏仁 10g，桔梗 10g，乌梅 20g。3 剂，日 1 剂，分早晚温服。

二诊（2017 年 7 月 6 日）：患者诉咽部诸症明显好转，精神略有不济。守上方加白术 10g，5 剂，日 1 剂，分早晚温服。

三诊（2017 年 7 月 10 日）：患者症状基本好转，嘱其注意保暖，避风寒，少食生冷瓜果。

按：患者以"咽痒、咽干、咽部灼热感"为主要见症，为中医学"喉痹"之范畴，结合症状、舌脉，四诊合参，为少阳太阳合病之征象，故治予柴胡桂枝汤加减、和解少阳、调和营卫。方中小柴胡汤和解少阳，疏利气机，通达三焦，桂枝汤解肌发表，调和营卫，两方合用，可解表和里，外散风寒，内调脏腑，使脏腑、气血、阴阳合则病可愈；加之患者咳嗽日久，以厚朴下气消痰，杏仁、桔梗、乌梅止咳、润肺，五味子固涩精气。二诊患者因久病伤气，加用白术益气健脾。

（二）少阳－阳明合病案

黄某，男，58 岁。

初诊（2018 年 2 月 23 日）：患者 3 天前因受凉出现咽部不适，咽干、咽痒，咽部有异物感，发热，汗出，怕冷，胸闷不舒，曾就诊于我院门诊，考虑呼吸道感染，予抗感染等药物治疗后，症状无明显缓解，今为进一步诊治，就诊我科门诊。辰下：咽部不适，咽干、咽痒，咽部有异物感，发热，头痛，汗出，胸闷不舒，精神疲乏，纳寐欠佳，大便干结，小便不畅。舌淡红，苔薄黄，脉弦数。病机为少阳邪热兼阳明里实，故予大柴胡汤加减以和解少阳，兼通下里实。处方如下：柴胡 30g，酒大黄 10g，枳实 10g，黄芩 10g，半夏 10g，大枣 10g，生姜 10g，白芍 10g，桂枝 10g，炙甘草 10g，川芎 10g，白芷 10g，蝉蜕 6g，炒僵蚕 10g，姜黄 10g。5 剂，日 1 剂，分早晚温服。

二诊（2018年2月27日）：患者诉咽部不适及头痛、发热均明显好转，时有咳嗽，二便尚调。守上方去川芎，改白芍为20g，加干姜10g，五味子10g。7剂，日1剂，分早晚温服。

三诊（2018年3月6日）：电联患者，诸症基本解除，嘱其规律饮食，注意保暖，避风寒。

按：患者以"咽部不适、咽干、咽痒、咽部有异物感"为主要见症，为中医学"喉痹"之范畴，结合症状、舌脉，四诊合参，为少阳阳明合病之征象，故治予大柴胡汤加减，和解少阳，兼通下里实。方中大黄、枳实清下热结，白芍缓胸中满闷不舒，同时助大黄、枳实泻热；少阳被郁，三焦水道不调，水液内停，郁而化火，故方中加用升降散以清利三焦之热。二诊患者邪热蕴肺，致肺失宣肃，肺气上逆，发为咳嗽，故加用干姜、五味子敛肺止咳。

（三）少阳－太阳合病案

郭某，女，49岁。

初诊（2017年8月21日）：患者8年前出现咽部异物感，伴咽干，胸闷、心烦，偶有反酸，曾多次就诊外院，予药物消炎、抗感染、抑酸保胃等治疗后症状无明显缓解，今为寻求中医治疗，就诊我科门诊。辰下：患者有咽部异物感，伴咽干欲呕、口渴欲饮，胸闷、心烦，偶有反酸，神疲乏力，纳一般，寐欠安，大便1～2次/日，质稀溏，小便不畅，舌淡，苔白微腻，脉弦细。病机为少阳邪热，气化失司，水饮内结，故予柴胡桂枝干姜汤加减以和解少阳、温化水饮。处方如下：柴胡10g，桂枝10g，干姜10g，黄芩10g，生牡蛎20g，天花粉15g，生甘草10g，半夏10g，厚朴10g，白芍10g，茯苓30g，浙贝母10g，桔梗10g，枳实10g。7剂，日1剂，分早晚温服。

二诊（2017年8月28日）：患者诉症状较前减轻，守上方再进4剂。

三诊（2017年9月3日）：患者诉症状明显减轻，精神较前好转。嘱其少食肥甘厚腻，守上方再进7剂以固其效。

按：患者以"咽部异物感"为主要见症，为中医学"喉痹"之范畴，结合症状、舌脉，四诊合参，为少阳太阴合病之征象，故治予柴胡桂枝干姜汤加减，以和解少阳、温化水饮。方中柴胡、黄芩清利少阳之邪热，桂枝温阳化气，配伍甘草、干姜温化水饮，牡蛎与天花粉相合以散结、止渴、通利小便；患者病程日久，正虚邪恋，故加用半夏、厚朴、浙贝母、桔梗以助化痰散结，茯苓以健脾渗湿。

四、小结

喉痹一病在临床上较为常见，辨治之时要注意喉痹与梅核气、噎膈等症状相似之疾病的鉴别，三者虽皆有咽喉不适之表现，但在发病部位、疼痛与否、影响因素、发病群体等各方面均有所不同，临证论治切忌将三者混淆。而论治喉痹，也并不局限于单一方面，古往今来，不少医家各显其能，形成了许多针对喉痹的治疗方法，而本文主要阐述了章浩军教授从少阳辨治喉痹的论治思路，以少阳枢机的角度出发，结合临床证治，将少阳喉痹划分为少阳－太阳合病、少阳－阳明合病、少阳－太阳合病三个证型进一步辨证论治，三者虽均用柴胡类方剂，但病因、病机、治法均有不同，正所谓"观其脉症，知犯何逆，随证治之"，以此拓宽了喉痹的治疗思路。

（杜思霖）

第十节　六经辨治痛风

痛风是由于机体嘌呤代谢紊乱，导致尿酸钠结晶沉着于关节及其周围结缔组织而引起病损及炎症反应的一种疾病。中医学称本病为"痹病""历节""白虎历节风"。中医对于痛风的治疗有着深厚的理论基础，认为痛风的发病与饮食不节密切相关，《黄帝内经》曰："高粱之变，足生大丁，受如持虚。"指出嗜食肥甘厚味的影响，成为后世论述痛风的基础。

一、概述

元·朱丹溪《格致余论》就曾列痛风专篇，云："痛风者，大率因血受热已自沸腾，其后或涉水或立湿地……寒凉外搏，热血得寒，汗浊凝滞，所以作痛，夜则痛甚，行于阳也。"明·张景岳《景岳全书·脚气》中认为，外由阴寒水湿，今湿邪袭人皮肉筋脉；内由平素肥甘过度，湿壅下焦；寒与湿邪相结，郁而化热，停留肌肤，病变部位红肿潮热，久则骨蚀。清·林珮琴《类证治裁》曰："痛风，痛痹之一症也……初因风寒湿郁痹阴分，久则化热致痛，至夜更剧。"综上历代医家对痛风基本病机的认识，多以自身脾肾功能失调为主，以致湿浊内生，湿邪蕴久化热，火热之邪炼津生痰，湿热稽留日久则致气滞血瘀；湿热、痰浊流注经络骨节，闭阻经络，血脉不通，不通则痛，导致肢体关节疼痛、红肿、灼热，甚则痰浊附骨，变生痛风结节，导致关节僵肿畸形。六经辨治痛风可大致分为太阳痛风证、阳明痛风证及少阴痛风证。

二、辨治经验

（一）太阳痛风证

《伤寒论》云："伤寒八九日，风湿相搏，身体疼烦，不能自转侧，不呕不渴，脉浮虚而涩者，桂枝附子汤主之。"《金匮要略》云："太阳病，关节疼痛而烦，脉沉而细者，此名湿痹。"太阳主表，风寒湿邪侵犯体表，太阳经脉首当其冲，经脉关节气血痹阻，不通则痛。以太阳表证为主要者，可归为太阳痛风证。

症见：肢体关节肌肉疼痛、肿胀、重着，疼痛游走不定，皮色不变，肌肤麻木不仁，随天气变化而发作，或伴恶风寒，汗出，头痛头重，或身体微肿，舌淡红，苔薄白或稍腻，脉浮缓。

治宜祛风解表、除湿止痛，方选桂枝附子汤加减。

药物组成：桂枝 10g，芍药 20g，黑附片 10g，白术 20g，大枣 10g，生姜 10g，炙甘草 10g。

（二）阳明痛风证

"实则阳明，虚则太阴。"湿入阳明多从热化，湿热阻遏气机，发为痛风。木防己汤出自《金匮要略》痰饮病篇，此方原为治疗支饮喘满、心下痞坚、面色黧黑者而设，从药物组成来看是以辛温辛凉复法论治，具有清热利湿、通络止痛之功，与本证相符。清代医家吴鞠通治湿热痹的名方——加减木防己汤亦是以此化裁而来。该证多见于素体阳气旺盛之人，邪气入里时多伤津化热，成为阳明痛风证。

症见：肢体关节疼痛、灼热，局部红肿、拒按，发热，汗出，口干口苦，烦闷尿黄，大便不爽，舌质红，苔黄腻，脉滑数或濡数。

治以清热除湿、宣痹通络，方选木防己汤加减。

药物组成：党参 10g，防己 10g，桂枝 10g，生石膏 20g，茯苓 30g，炒白术 20g，炙甘草 10g。

（三）少阴痛风证

《伤寒论》曰："少阴病，身体痛，手足寒，骨节痛，脉沉者，附子汤主之。"该证多因素体阳气不足，导致寒湿邪侵犯筋骨关节，致营卫气血运行不畅，则身体骨节疼痛。以少阴阳虚为主要表现者可归纳为少阴痛风证。

症见：肢体关节冷痛、重着、肿胀，痛处固定，屈伸不利，以下肢关节为多，遇阴雨天气加重，得热痛减，遇冷加剧，舌淡胖苔白腻，脉沉紧。

治宜祛寒除湿、温经通络，方选附子汤加减。

药物组成：黑附片 30g，茯苓 30g，炒白术 20g，白芍 10g，党参 10g，桂枝 10g。

三、验案举隅

（一）太阳痛风

吕某，男，37 岁。

患者左手中指指关节突发疼痛，继则红紫肿胀，屈伸不利，疼痛剧烈。实验室检查：血尿酸 415μmol/L，查血、尿、便常规及血沉、抗"O"、类风湿因子均正常。西医诊断为痛风，曾服秋水仙碱、消炎痛等药效果不显，遂求中医治疗。主症：关节肿胀疼痛，痛有定处，屈伸不利，痛处皮色晦暗，触之不热，舌苔白腻，脉沉紧。证属风湿犯表，痹阻经脉。治宜祛风除湿，通络止痛。方选桂枝附子汤加减：桂枝 10g，芍药 20g，黑附片 10g，麻黄 10g，白术 20g，大枣 10g，生姜 10g，炙甘草 10g。服药 5 剂后疼痛减轻。续服 10 剂，关节肿痛消失，皮色如常，复查血尿酸 260μmol/L。共服药 30 剂，随访至今未复发。

按： 患者为屠宰厂工人，经常水中作业，风寒湿邪侵袭机体肤表，流注筋骨关节，发为本病。寒性凝滞收引，气血闭阻，经脉挛缩则关节剧烈疼痛，痛有定处，屈伸不利；湿性重浊黏滞，故关节肿胀，病久不愈；寒、湿均为阴邪，易伤阳气，阻遏气机，患处失去温煦气化则皮色晦暗，触之不热。用桂枝附子汤祛风除湿，宣痹通络。方中桂枝、麻黄温经通阳除湿；附子通阳开痹，散寒止痛；麻黄合白术达表除湿；生姜温阳散寒；芍药、甘草缓急止痛。全方配伍相辅相成，寒湿除，经脉通，肿消痛止，病获痊愈。

（二）阳明痛风

董某，男，34 岁。

初诊（2017 年 6 月 21 日）：患者 2 天前因进食冰啤酒后出现右膝关节肿痛，疼痛难忍。辰下：患者右膝关节红肿热痛，行走受限，伴口干、口苦，神疲乏力，纳可，寐欠安，二便调，舌红苔黄腻，脉弦数。查体：右膝关节稍肿大，局部肤温稍高，肤色稍红，压痛，未触及痛风石；查尿酸 510.0μmol/L。诊断：痛风，属阳明湿热证。治以清热利湿、通络止痛，处方：红参 10g，防己 10g，桂枝 10g，生石膏 20g，茯苓 30g，炒白术 20g，炙甘草 10g，生姜 10g，大枣 10g。7 剂；并配合中医外治患处烫熨治疗及局部放血疗法，以通络止痛。

二诊（2017 年 6 月 28 日）：患者诉右膝关节肿痛明显缓解，口干、口苦减轻，纳可，寐欠安，二便调，舌红，苔腻微黄，脉弦，予前方巩固治疗。其后就诊仍原方加减，以清热化湿、通络止痛治疗为主，2017年7月18日复查尿酸已降至正常。

按：痛风，属中医学"痹病"范畴。患者平素嗜食肥甘厚味，损伤脾胃，脾胃运化功能失调，水湿运化失司，水湿内积，注于关节肌肉筋骨之间，致局部气血郁滞不通，郁而化热，故出现红肿热痛；热伤津液，故口干口苦。本病病位在关节，实则根源在于脾胃。木防己汤原为《金匮要略》治饮热互结膈间、正气已虚的支饮重症，但该方以木防己利湿，桂枝通阳化气，两者合之以消除湿邪；石膏辛凉清泄，能清解郁热；红参益气补虚。诸药合用，湿去热除，气机畅利，标本兼治，甚与本证相切合，故而用之，并配合中医外治患处烫熨治疗及局部放血疗法以通络止痛，进而疗效显著。

（三）少阴痛风

张某，男，56岁。

初诊（2017年7月28日）：患者有痛风病史3年，3天前出现左踝关节肿痛，自行服用"秋水仙碱"，疼痛稍缓解。辰下：患者左踝关节红肿热痛，呈刺痛感，关节僵硬、屈伸不利，纳寐可，大便稀溏，2～3次/日，小便利，舌淡红，苔白腻，脉弦滑。查体：左踝关节稍红肿，局部肤温稍高，轻压痛，未触及痛风石。诊断：痹病，属寒湿凝滞、痰浊化热证。治以温阳化湿、清热泄浊。处方：黑附片30g，茯苓30g，炒白术20g，白芍10g，红参10g，防己10g，桂枝10g，生石膏20g，芒硝6g。5剂；并配合中医外治患处烫熨治疗及局部放血疗法，以通络止痛。

二诊（2017年8月4日）：患者诉左踝关节肿痛较前缓解，局部红肿仍明显，肤温稍高，大便可成形，舌淡红苔腻微黄，脉弦滑。前方加黄柏10g，苍术10g，薏苡仁30g，川牛膝10g，再进7剂，续予中医外治患处烫熨治疗及局部放血疗法以通络止痛。此后随症以附子汤加减巩固治疗，病情日渐好转。

按：患者平素饮食失节，过食生冷瓜果，寒湿停滞中焦，脾胃运化功能失调，水湿运化失司，寒湿内积，加之风寒湿邪外袭，注于关节肌肉筋骨之间，致局部筋脉痹阻不通，则关节疼痛、僵硬、屈伸不利；郁而化热，故出现红肿；舌淡红、苔白腻，脉弦滑，为寒湿内侵之象。正如《类证治裁·痹症》所言："诸痹……良由营卫先虚，腠理不密，风寒湿趁虚内袭。正气为邪阻，不能宣行，因而留滞，气血凝涩，久而成痹。"故而治以附子汤合木防己汤，方中桂枝、附子并用以温阳散寒，茯苓、白术、防己共用除湿宣痹，石膏、芒硝以清热散结，参、芍以补虚固本。二诊患者郁热甚，则加四妙散以增强清标热之力。治疗期间紧密配合中医外治以通络止痛，故而事半功倍。

四、小结

章浩军认为《伤寒论》中六经辨证并非单纯用于指导外感诸病诊治，亦可应用于内伤杂病。正如柯韵伯在《伤寒论翼》的序言中说："原夫仲景之六经，为百病立法，不专为伤寒一科。"六经分为三阴三阳，实是阴阳辨证更深化细化的表现，其特点有几方面：一是更加直观地体现疾病所及部位的表里层次，如太阳、少阴主表，阳明、太阴主里，少阳、厥阴主半表半里。二是更能全面反映人体正气的盛衰程度，以及疾病由阳转阴的动态变化。如痛风从太阳至阳明再至少阴，体现出阳气由盛至衰的进程。三是更能灵活地指导临床处方用药，如痛风可表现为单独某一经为主体，有是证，用是方，辨证精确，疗效显著；若表现为两经合病，此时便可应用两经主方合用来提高治病疗效。因此我们认为六经辨证更能及时、动态及全面地认识疾病，其病机分析层次更加清晰，证候归类更加明确，治法更加简单，用药更加具体，故能达到辨证精准与治疗效果更佳的目的。

（张杨帆）

第十一节　六经辨治晚期肿瘤

章浩军教授从事中医内科临床工作 40 余年，在治疗肿瘤疾病方面有自已独到的见解，尤以六经辨治晚期肿瘤疗效颇佳。

　　恶性肿瘤的发病率在全球范围内呈现逐年升高趋势，我国恶性肿瘤发病约占全球恶性肿瘤发病的21.8%，防治肿瘤面临严峻的考验。虽然目前治疗手段日新月异，肿瘤的治疗现状有所改观，但是在我国逾2/3的肿瘤患者在确诊时往往已是晚期，其中部分老年患者伴有体质差、基础疾病复杂等情况，对抗癌治疗的依从性低，对于晚期或终末期肿瘤病人可行的治疗措施十分有限。中医药在晚期恶性肿瘤的治疗中具有一定的优势。在前人的基础上，章浩军教授以六经辨证理论为指导思想，从太阴入手论治晚期肿瘤，选方用药过程中强调了保胃气的重要性，在一定程度上延长了患者的生存时间，提高了患者的生活质量，临床疗效显著。

一、概述

　　肿瘤的发病是一个复杂的过程，当人体受到邪气侵袭，正气与之抗争，人体正气逐渐亏虚，正不胜邪，阴阳失调，脏腑功能紊乱，并且有形之邪如痰湿、热毒、血瘀等内生，最终产生肿瘤。《外科医案汇编》曾云："正虚则为岩。"所以说，晚期肿瘤的治疗应以扶正为要。"胃气者，正气也。""谷入于胃，洒陈于六腑而气至，和调于五脏而血生，而人之气以为生也。"脾胃为后天之本，运化水谷精微，充养人体，使人体气血津液充足，保证其他脏腑功能正常，四肢百骸活动正常，故欲扶助正气必先顾护脾胃，即"有胃气则生，无胃气则死"。《伤寒论》中尤其注意保养胃气，方剂多含姜、枣、草，服药养护也以顾护脾胃为主，中病即止。章教授认为，晚期肿瘤属虚劳范畴，所以在治疗肿瘤时总以顾护胃气为前提。

二、辨治经验

（一）太阴为重

　　《伤寒论》有云："太阴之病，食不下，腹满即吐，且自利益甚，时腹自痛，若下之，则胸下结硬。"此为太阴病脉证并治之纲领。六经之中，太阴为三阴之屏障，若三阳病失治误治，损伤阳气，病邪则易传入太阴；或中阳素虚者，寒邪直中太阴，形成太阴脾胃虚寒证。晚期肿瘤患者，尤其是胃肠道肿瘤患者，经过手术创伤、化疗药物的攻伐后，中焦阳气受损，从而导致脾胃虚寒，健运失常，临床症见腹部胀满，时腹疼痛，喜温喜按，恶心呕吐，口干不欲饮，纳呆，神疲乏力，大便稀溏，舌淡胖大有齿痕，苔白腻，脉沉弱，与太阴病证之病机颇为吻合，故章师认为可按太阴证论治。太阴病为里虚寒证，所以在治疗时注重温法补法，以枳术理中汤加减温运脾阳、理气散寒。

（二）方药分析

章教授认为，枳术理中汤是治疗晚期肿瘤患者太阴证的最佳方剂，方中包含了枳术丸和理中汤两方。枳术丸出自《金匮要略》，剂量为枳实20g，白术60g，其功用是健脾消积、行气导滞。胃肠道晚期肿瘤术后胃肠功能紊乱是由于手术及化疗导致胃肠脉络损伤，脏腑气血耗伤，胃肠运化无力，其病机为气血亏损，腑气不通。治疗应补益中气，通调胃肠气机。故方中用白术善治脾胃气弱，枳实行气散痞，二药合用以强胃消痞，调节脾胃升降之枢机。而理中汤温中散寒、补气健脾，治疗肿瘤术后之中焦虚寒、脾虚久泻，恰属证方相合。章师将红参易仲景理中汤之人参，补益脾气的同时加强温阳散寒之效；白术健脾燥湿，干姜温中散寒，甘草和中缓急，四药合用，共奏补脾益气、温中散寒、助运除湿、和中止泻之功。两方合用，以加强温运脾阳、理气散寒之效。全方采用理中焦、调升降、散阴结之法，重用白术补气健脾，使清阳得升，同时滋养胃阴，使浊阴得降，配枳实以增强行气消滞、健脾助运之功；再加大辛大热之干姜，温脾阳散寒邪，扶阳以抑阴；甘温之红参以健脾益气；炙甘草以温中补脾，调和诸药。

（三）兼证治疗

考虑晚期肿瘤患者兼杂证多，可以用枳术理中汤加减化裁治之。若患者便稀严重，加茯苓健脾祛湿止泻，即所谓利小便而实大便也；阳虚之手足逆冷，可加附子温补脾肾之阳；若兼有口干口苦，加用小柴胡汤，因少阳风火相煽，炼津成痰，久则成毒成块，经络阻塞，邪气侵入肝胆，体内气火逆行而亢，导致患者出现目眩、咽干及口苦等症状。

肿瘤患者病情迁延，且经放疗或术后易致营卫失和、气血不足，从而产生恶风发热、自汗肢冷等症状，中焦脾胃虚寒则易外感邪气而兼太阳中风表证，可加用桂枝汤或桂枝加芍汤，《伤寒论》曾提出了以桂枝加芍汤作为太阴腹满时痛的主方，故若太阴腹痛兼有太阳中风表证者，以桂枝加芍汤治之则可一举两得。若有阳明病兼证，外感邪气和实热相结于大肠，出现大便干结，则治疗以寒下药为主，可选大柴胡汤；若患者津液亏耗，需急下存阴，可选取苦寒泻下方如小承气汤加减。少阴兼证则表现为欲睡不得、精神衰惫、似睡非睡状态，治疗主要为育阴，同时兼顾清热法。厥阴兼证，《伤寒论》有云："厥阴之为病，消渴，气上撞心，心中疼热，饥而不欲食，食则吐蛔。下之利不止。"厥热胜复，肝木失调，正邪相争，气机不利，其临床表现为舌淡脉弱、面白神疲、动则汗出、消瘦乏力、心悸失眠和食欲不振、久痢等症状，这类上热下寒、虚实夹杂之证还可加用乌梅丸加减，清上温下，此时枳实减量至10g，白术减量至20g；下痢明显，还可改用附子理中汤，方中附子、干姜温养脾肾，同时加强顾护正气的作用。

三、验案举隅

（一）黑色素瘤便秘案

刘某，男性，61岁。

初诊（2018年5月9日）：患者有黑色素瘤4年，长期服用阿片类止痛药，胃脘闷痛，纳减，时有恶心，嗳气，无反酸。近两月大便干结，5～6日一行，腹胀满，恶心，嗳气，纳少，疲乏，夜寐欠佳，舌质淡红、边有齿印，脉细弱。证属太阴病阴结证，拟用理中汤合枳实丸加减，以健脾助运、宽中除满。药用：人参10g，干姜20g，枳实20g，生白术50g，半夏10g，炙甘草10g。服3剂。

二诊（2018年5月12日）：患者大便得下，脘满稍减，纳食略增，守上方加生姜10g，再进服5剂。

三诊（2018年5月17日）：诸症皆除，守原方再进7剂以巩固其效。

按：本案患者为老年男性，病程较长，以大便干结为主症，伴胃脘胀满、纳少、恶心、嗳气。因患者有恶性肿瘤，为恶病质体质，口服止痛药物导致胃肠蠕动减少，中医考虑为脾气不升，胃气不降，进一步导致津液不能濡润胃肠，二者均可出现太阴阴结之大便干结；气滞积于中焦，可见脘腹胀满；胃气上逆则见恶心欲呕、嗳气；脾气不升，精微物质不能输达全身而有疲乏、形体瘦削；舌质淡红、边有齿印、脉细弱均为太阴脾虚之征象。故用理中汤合枳术丸可健脾助运、宽中除满，终能使便下、腹胀得除而病愈。

（二）胃癌术后之太阴胃气虚败案

陈某，男，69岁。

初诊（2018年11月2日）：患者1年多前因胃癌行胃大部分切除术后出现呃逆，呃声低弱而不接续，无胸痛，无恶心、呕吐，无发热、畏寒，无黑便。辰下：呃声低弱而不接续，面白肢冷，精神衰疲，不欲饮食，寐欠安，大便数日一行，舌淡嫩苔白，脉沉细无力。证属太阴胃气虚败。治以枳术理中汤减枳实加附子合为附子理中汤，以温阳益胃、降逆止呃。药用：干姜30g，人参20g，白术30g，炙甘草10g，附子10g。3剂，日1剂，水煎分2次温服。

二诊（2018年11月5日）：呃逆较前明显好转，精神衰疲，故守上方改人参为30g，再进5剂。

三诊（2018年11月26日）：呃逆缓解，精神稍疲乏，饮食一般。守上方再进7剂，以图长效，并嘱患者米粥自养。

按：患者为中年男性，胃癌术后，脏腑精气已衰，更耗阳气，胃气无以固摄，上窜发为呃逆；阳虚内寒，温煦无权，则面白肢冷；胃气虚衰，推动无力，故见不欲饮食、大便数日一行。结合其舌苔脉象，证属太阴胃气虚败之哕，呃声低弱而不接续、精神衰疲、不欲饮食、脉沉细无力为此证之辨证要点。方中干姜辛热温助脾阳，驱散寒邪，扶阳抑阴，《本草思辨录》谓："干姜为温中土之专药，理中汤用之，正如其本量。"人参甘温补益脾气，与干姜相配伍，一温一补，温补并用。白术苦温运脾气。附子大辛大热，温肾助阳，破散阴寒，以救助心肾阳气。炙甘草既缓解干姜、附子峻烈之性，又可调和诸药，使药力作用持久。全方可达温阳益胃、降逆止呃之效。二诊患者精神仍较差，故改人参为 30g，以加强补脾益气之效。若临床见寒甚者，可将附子用量加重至 30g。三诊患者较前明显好转，故嘱其米粥自养以顾护胃气。

四、小结

章教授在以枳术理中汤治疗胃肠癌晚期时主要考虑到：脾胃不只为后天之本、气血化生之源，更为后天立极之处。握定太阴关窍对于治疗化疗期间出现的胃肠道反应有着重要的临床指导意义，其要义之深远乃在于调畅晚期肿瘤病人的上中下三焦，使人身之一气圆通无碍，正所谓"中者也，调和上下之枢机也"。长期服用枳术理中汤，不仅可延长患者的生存时间、防止进一步恶变，而且能够改善患者的精神状态，提高其生活质量。

（林麟）

第十二节　从六经角度用小柴胡汤辨治脾胃病

小柴胡汤是《伤寒论》名方，是用于治疗少阳病的主方，临床应用广泛。章浩军教授精研《伤寒论》，对于应用经方治疗内科杂病有独到见解，尤其是应用小柴胡汤辨治脾胃病，疗效独特。

一、概述

少阳证是《伤寒论》的重要组成部分。仲景将"少阳之为病，口苦，咽干，目眩也"作为少阳病的提纲，"十二五"规划教材《伤寒论选读》将其理解为少阳病的主要病机是少阳枢机不利，胆火上炎，这是从经络脏腑角度分析而来的结论。足少阳胆经属胆络肝，其循行部位经过口、咽、目、与提纲中产生症状的部位重叠，少阳枢机不利则胆经运行不畅，其循行部位或为病因出处，或为症状产生处，可证明少阳病与胆经息息相关。胆腑内藏胆汁，其味苦，胆火上炎则可见口苦、咽干。

章教授认为少阳病之病机除了从经络、脏腑的角度看外，还可从少阳的阳气多少来看。《伤寒论》提到"血弱气尽，腠理开……往来寒热，休作有时"，少阳在三阳中是阳气最弱的，被称为"一阳""弱阳"，其阳气虽弱，但却如初升的太阳一般，生生不息，其向上的势头是最强烈的；其阳气不盛，但分布广泛，少阳三焦遍布全身，其阳气亦在全身各处温分肉、煦筋骨、激发潜能。若少阳中邪，其表现多伴发热，其乃弱阳，故其发热不似阳明里热之壮热难解，也不似太阳表证之发热恶寒并见，少阳发热多为热势不张、往来寒热。

综合少阳气多血少特性及其所属经络、脏腑，可得出少阳证易化火、易气郁的特点。从脏腑互为表里及五行相克的关系看，胆与肝相表里，胃与脾相表里，木郁克土，故少阳证易出现脾胃功能受抑的情况，进而表现出不欲饮食、喜呕等症状。正如《伤寒论》第96条"伤寒五六日中风，往来寒热……心烦喜呕"、97条"血弱气尽，腠理开……嘿嘿不欲饮食"等所描述之症状。

二、辨治经验

由于少阳病是属于邪在半表半里的阶段，其不在表，故不可发汗；亦不在里，不可吐下。特殊的病位决定了其治法的特殊性——宜用"和"法。所谓"和"法，简单理解就是以平和的方式调节不和谐因素，目前普遍认为广义的和法包括和解少阳、调和肝脾、疏肝和胃、透达膜原、分消上下等，其中和解少阳的代表方剂就是小柴胡汤。

小柴胡汤之柴、芩、参、夏、姜、枣、草均是性味平和之药，无汗、吐、下之类峻猛药味，符合"和"法特性。其君药柴胡入少阳经，辛凉解表，疏肝行气，升举阳气，还能荡涤肠胃；臣以黄芩助柴胡清泄少阳郁热，半夏加强和胃止呕之效；佐人参、大枣、生姜制约柴、芩寒凉之性的同时，亦有和胃止呕之效；炙甘草为使，可调和诸药。纵观全方，寒热并用，互相制约；补虚透邪齐上，使邪去正安。其进退有度，攻守得当，且易于随证调整的优点显而易见，宜于临床使用。

三、验案举隅

应用小柴胡汤治疗少阳证毋庸置疑，但具体可用于哪些疾病？疗效如何？章浩军教授从医四十余年，对应用经方治疗脾胃病颇有心得。

（一）呕吐少阳阳郁证治用小柴胡汤

呕吐可从少阳论治。章教授总结少阳之呕的特征为"呕剧次频"，由《伤寒论》第 96 条"心烦喜呕……小柴胡汤主之"、第 103 条"呕不止"可窥其貌。少阳之呕是由邪热郁滞胸膈，相火妄动，旁扰中焦，阻滞气机，致使中焦气逆，胃气上逆发为呕吐。应予小柴胡汤和解少阳，使妄动之相火归位，调畅气机。此方在调畅气机的基础上，其姜、夏对于呕吐而言更是对症良药，故能药到病除。

验案举例：许某，男，39 岁。初诊（2018 年 10 月 8 日）时诉呕吐 3 日，日均 10 次以上，自觉时而发热，时而恶寒，伴胸胁、腹部胀闷不适，纳差，寐尚可，二便调。舌红苔白腻，脉弦细。师断为呕吐，属少阳证，予小柴胡汤。处方如下：柴胡 10g，黄芩 10g，党参 10g，半夏 10g，生姜 10g，大枣 10g，炙甘草 6g。3 剂，日 1 剂，分早晚温服。二诊患者诉呕吐已止，偶有腹胀，余症皆除。

按：此案患者呕吐之诊断无疑。其呕吐次数频繁，伴有往来寒热之象，结合舌红苔白腻、脉弦细，可断为少阳证无误。邪结少阳，枢机不利，气机逆乱，脾胃受累，故而表现为寒热往来、呕吐不止。胸胁正为少阳之所在，故胁肋胀闷不适。《伤寒论》第 379 条曰："呕而发热者，小柴胡汤主之。"予小柴胡汤和解少阳、调畅气机则愈。

（二）胃脘痛少阳虚实夹杂证方选小柴胡汤

章浩军教授独创的辨治胃脘痛之"三步法"中以"虚实"为其纲，当胃脘痛辨证属少阳证者其性质为虚实夹杂。《伤寒论》第100条曰:"伤寒……法当腹中急痛……小柴胡汤主之。"邪正相争于半表半里,正虚不足以驱邪外出,邪实亦无法攻冲入里,致使气机逆乱,不通则痛,发为胃脘痛。治疗此证,在调畅气机的同时应当扶正驱邪并用,方可无后顾之忧。小柴胡汤以柴、芩清热邪,参、姜、枣护正气,柴、芩升降并用,调畅气机。方证相对,双管齐下,焉有不效之理?

验案举例:吴某,女,28岁。初诊(2019年9月15日)时诉胃脘部闷痛半月余,情志不畅时加剧,伴反酸、口苦,精神不佳,纳减,寐尚可,二便调。舌红,苔白腻,脉弦细。诊断为胃脘痛,属少阳证,予小柴胡汤。处方如下:柴胡12g,黄芩10g,党参10g,半夏10g,生姜10g,大枣10g,炙甘草5g。3剂,日1剂,分早晚温服。二诊患者诉胃脘疼痛较前明显缓解,反酸减轻,偶感口苦。予续服上方3剂后病愈。

按:患者胃脘痛情志不畅时加剧,且伴反酸、口苦、脉弦,是为肝郁化火、气机不畅所致,此为实;其纳减、精神不佳、脉细,乃脾胃虚弱,受纳腐熟之功被抑,此为虚。本证虚实夹杂,在治法上应扶正驱邪并重。小柴胡汤恰为虚实同治之方,且在调畅气机、抑肝扶脾方面疗效显著,为此证良药,故能药到病除。

(三)便秘少阳阳微结证小柴胡汤治之

"阳微结"源自于《伤寒论》第148条"伤寒五六日……大便硬,脉细者,此为阳微结……汗出,为阳微。"阳微结除大便硬、脉细之外,还多见头汗出。诸阳经汇聚于头部,阳气与热邪互相交结,阳热内郁不得外泄,火热之邪其性炎上,蒸迫津液于头面部,故见头汗出。热结于半表半里,位置尚浅,仅需以小柴胡汤外泄热结,内疏气机,方能使"上焦得通,津液得下,胃气因和,身濈然汗出而解"。章浩军教授等对临床60例肠易激综合征便秘型患者进行了随机分组对照试验,观察组予小柴胡汤加减联合中药烫熨治疗,对照组给予乳果糖口服溶液治疗,4周后比较两组患者的综合疗效。结果表明小柴胡汤加减治疗肠易激综合征便秘型"阳微结证"具有确切的疗效,且远期疗效好,安全性良好。

验案举例：杨某，男，50 岁。初诊（2019 年 8 月 24 日）诉大便干结难解，2 ~ 3 日一行，偶有胁肋部胀满不适，伴汗出，以头部为主，口干口苦，纳一般，寐佳，小便调。舌红，苔白腻，脉弦细。诊断为便秘，属少阳证，予小柴胡汤。处方：柴胡 10g，黄芩 10g，党参 10g，半夏 10g，生姜 10g，大枣 10g，炙甘草 6g。3 剂，日 1 剂，分早晚温服。二诊患者诉排便明显较前顺畅，头汗出减少，胁肋胀满减轻。守上方续服 5 剂。半年后电话回访，患者诉已愈未再发。

按： 患者大便干结难解，伴胁肋胀满、头汗出、口干口苦，结合舌脉，诊断为便秘阳微结证。少阳三焦通调水道，火热之邪扰之，蒸迫上焦津液则头汗出；三焦不通，津液不下，则便秘；火热上炎，故口干口苦。小柴胡汤以柴胡、黄芩清热邪、通三焦，参、枣、草护脾胃，寓补于通，不仅方证相对，更体现了治未病的思想。

四、小结

小柴胡汤是《伤寒论》经典方，主要用于治疗少阳证，临床应用广泛。但对于其具体可以治疗哪些疾病，少有医家系统论述。章浩军教授精研《伤寒论》，结合四十余年临床经验，系统总结小柴胡汤在治疗脾胃方面疾病的应用，疗效显著。小柴胡汤是和解少阳、调畅枢机的代表方，其抑肝扶脾、驱邪与扶正并用的用药方法至今都堪称楷模。章教授总结呕吐少阳阳郁证、胃脘痛少阳虚实夹杂证、便秘少阳阳微结证之病证特点均为少阳枢机不利，与小柴胡汤调畅少阳枢机之药理契合，临床验证其方药相对，确有疗效。恰如仲景所言"但见一证便是，不必悉具"，中医"异病同治"之奥妙正在此处。

（郑祎）

第十三节　应用膏方六经辨治小儿厌食病

　　膏方是在大型复方汤剂的基础上，根据小儿的不同体质、不同临床表现而确立不同处方，经浓煎后掺入某些辅料而制成的一种稠厚状半流质或冻状剂型。章浩军教授认为，膏方乃我国传统中医药的精华之一，在扶虚补弱、调和阴阳、防病治病等方面能起到举足轻重的作用；且其味酸甜，在临床实践中受到众多幼儿的喜爱，一定程度上解决了小儿服药难的困扰，值得广泛推广与使用。

一、概述

　　厌食是指小儿较长时期见食不贪、食饮不振，甚则拒食的一种常见病证，以1～6岁小儿多见，属于西医学的慢性消化功能紊乱综合征范畴。历代医家对小儿厌食多认为应从脾脏论治，《颅囟经》云："脾脏发，而呕逆恶食。"钱乙言："脾病困睡泄泻，不思饮食。"太阴脾土主运化，故论治小儿厌食当从太阴脾土着手。证有虚实之分，小儿为纯阳之体，若素体阳热偏盛，食滞内停，久郁化热，可传变阳明胃土。若素体阳热不足，太阴脾土运化不及，子病及母，火不暖土，可传变少阴肾水。《素问·阴阳类论》言明太阳为三阳，阳气最盛，阳明为二阳，阳气次之，少阳为一阳，阳气最弱；太阴为三阴，阴气最盛，少阴为二阴，阴气次之，厥阴为一阴，阴气最弱。可根据阳气强弱程度进行辨证治疗。

　　明代儿科名医万全认为小儿"脾常不足"，不足即虚，太阴脾土运化失司可导致阳明腑气不通，脾胃升降失常而发厌食。孙一奎在《赤水玄珠全集·卷十三》中说："不能食者，由脾胃馁弱，或病后脾胃之气未复……以故不思食；下元虚亦令人不思食。"可见，由肠腑积热，到中焦脾胃虚寒，不能消磨腐熟食物，再到肾阳元阳不足，皆可导致纳谷不香、食饮不佳。故章教授提出，小儿厌食的疾病发展变化规律可视为阳气逐渐减弱的过程，按六经辨证理论之指导思想，可以将其分为太阴阳明厌食、太阴厌食及太阴少阴厌食三大证型，而单纯的太阳证、少阳证和厥阴证在临床上罕见。

二、辨治经验

（一）太阴阳明厌食

太阴之表，阳明也。太阴脾土运化不及，积滞肠腑，阳明腑气不通，郁结于里，发为厌食，久郁化热，向上可内扰心神而虚烦不得眠，向外可熏蒸致太阳腠理疏松。故治以清利肠热、健脾开胃，宜清肠开胃膏。

症状：不思饮食，胃脘痞闷，大便干结，但头汗出、心烦不寐，易外感，舌红，苔黄白，脉浮滑。

处方：栀子 5g，淡豆豉 10g，姜厚朴 10g，寒水石 10g，石膏 10g，琥珀 6g，桂枝 10g，白芍 20g，大枣 10g，生姜 10g，甘草 10g，龙骨 30g，牡蛎 30g，茯苓 20g，山药 10g，白术 20g，莲子 10g，麦芽 10g，焦山楂 10g，炒鸡内金 10g，姜半夏 10g，黄芩 10g，黄连 3g，干姜 10g，阿胶 5g，鹿角胶 6g，鹿角霜 10g。

方解：本方由栀子豉汤、桂枝加龙骨牡蛎汤、半夏泻心汤加减化裁而来。《伤寒论》228 条云："阳明病下之，其外有热，手足温，不结胸，心中懊恼，饥不能食，但头汗出者，栀子豉汤主之。"此乃无形邪热居于上焦，热扰胸膈而导致的心烦不得眠，故予栀子、豆豉清宣胸中郁热。同时予石膏、寒水石、琥珀 3 种矿物质药物，以清肠道实热。龙骨、牡蛎重镇安神、收敛固涩，与桂枝汤合为桂枝加龙骨牡蛎汤，外可调和阴阳以固表，内可交通阴阳而守中。配以半夏泻心汤和胃消痞、平调寒热，厚朴下气除满，可使气机升降得以调畅，脾胃得运。为防止患者汗出太过由太阳转变少阴，根据既病防变原则，以鹿角霜、鹿角胶易附子，起固阳以摄阴之效，亦有益火补土之意。同时鹿角胶乃收膏之药，在此方中起到多重功效。再辅以焦三仙开胃消食，山药、白术、茯苓、莲子健脾开胃，全方共奏清利肠热、健脾开胃、调和营卫、寒热平调之效。

（二）太阴厌食

太阴脾气亏虚，运化无力，内生水湿，水湿困脾导致厌食，故治以健脾益气、消食开胃，宜健脾开胃膏。

症状：食少便溏，腹胀、腹泻，神疲少言，肢倦乏力，形瘦色萎，舌淡有齿痕苔白腻，脉虚缓。

处方：太子参 10g，茯苓 20g，炒白术 20g，炒白扁豆 10g，山药 10g，甘草 6g，莲子肉 10g，砂仁 10g，桔梗 10g，薏苡仁 20g，神曲 10g，炒麦芽 10g，焦山楂 10g，鸡内金 10g，鹿角胶 10g。

方解：本方以参苓白术散合焦三仙为基础方化裁而来。《医方集解》中言："治脾胃者，补其虚，除其湿，行其滞，调其气而已。"方中太子参、白术、茯苓、甘草补气健脾；山药、白扁豆、薏苡仁、莲子肉补脾渗湿；砂仁辛香而燥，可开胃醒脾；桔梗甘而微苦，甘则性缓，为诸药之舟楫，苦则喜降，能通天气于气道，无痞塞之忧。焦三仙即焦麦芽、焦山楂、焦神曲，此三味药临床常合而用之，具有良好的消积化滞作用，鸡内金亦有消积滞、健脾胃之功。鹿角胶于方中既可加强补益之效，又可助诸药收膏。是以全方共奏健脾益气、消食开胃之功也。

（三）太阴少阴厌食

太阴脾阳亏虚严重，进一步发展至少阴，阳虚无以运化水谷精微，阴寒内结，阻滞肠腑气机而致厌食，故治以温阳开胃、健脾补肾，宜温阳开胃膏。

症状：食欲减退，腹胀，大便干结，少气懒言，但欲寐，舌淡苔白厚，脉沉细。

处方：枳实 10g，生白术 60g，红参 10g，干姜 10g，炙甘草 10g，茯苓 20g，莲子 10g，怀山药 20g，阿胶 10g，鹿角胶 10g，桂枝 10g，白芍 20g，生姜 10g，大枣 10g，鸡内金 10g，炒麦芽 10g。

方解：本方以枳术丸合理中丸合桂枝汤加减而成，枳术丸乃"治痞消食强胃"之方，章师在前人基础上结合临床，将枳术丸中枳实和白术 1∶2 的用量比改为 1∶6，改炒白术为生白术，是为了加强益气、温补脾胃的效用，辅以枳实破气化滞、消痞除满，意在以补为主，寓消于补之中。理中丸中干姜辛热，温中焦脾胃，助阳祛寒；改人参为红参，取其益气健脾之外尚可摄血，助脾运化、统血；白术健脾燥湿；炙甘草益气和中、调和诸药。四药合用，以达温阳健脾之功也。桂枝汤可调和营卫，营卫和则阴阳和，病自愈。阿胶、鹿角胶两味药，乃血肉有情之品，尤善温补肝肾、益精养血，养先天之本以培补后天之本。余之五味药，莲子、山药、茯苓健脾补虚、养胃和胃，炒麦芽、鸡内金健脾开胃、消食导滞。全方共奏温阳开胃、健脾补肾之效。

三、验案举隅

（一）清肠开胃膏治疗太阴阳明厌食案

罗某，女，4 岁 3 个月。

初诊（2019 年 7 月 25 日）：家属代诉患儿 1 个月前屡次进食辛辣烤炙之品后始出现纳食减少，食欲不振，大便干结难行，曾就诊于外院，予促胃肠动力药治疗（具体不详）后，症状未见明显改善，发育较前明显迟缓，遂来就诊。辰下：不欲饮食，伴口气重，腹部胀闷，汗多，偶有鼻塞、流涕，夜寐欠安，小便黄，大便质干，2～3 日一行，舌红苔黄白，脉滑。诊断：厌食，太阴阳明证；治予清利肠热、健脾开胃。具体处方如下：栀子 5g，淡豆豉 10g，姜厚朴 10g，寒水石 10g，石膏 10g，琥珀 6g，桂枝 10g，白芍 20g，大枣 10g，生姜 10g，甘草 10g，龙骨 30g，牡蛎 30g，茯苓 20g，山药 10g，白术 20g，莲子 10g，麦芽 10g，焦山楂 10g，炒鸡内金 10g，姜半夏 10g，黄芩 10g，黄连 3g，干姜 10g，阿胶 5g，鹿角胶 6g，鹿角霜 10g。7 剂，制膏，每日早晚各 1 匙，空腹或饭后 1 小时以 150mL 开水调服。

二诊（2019 年 8 月 14 日）：服药后患儿食欲明显改善，排便较前通畅，大便质软，1～2 日一行，余症亦减轻，舌红苔薄白，脉滑。效不更方，嘱患儿续服 7 剂。

三诊（2019 年 8 月 30 日）：患儿诸症已除，体重渐增，纳寐佳，二便正常。故予原方再进 7 剂，巩固疗效。

按：小儿先天形气未充，进食辛辣烤炙等无力耐受之物，太阴脾土运化不及，壅滞肠腑，出现以太阴脾虚、阳明热盛为主要病机的厌食。太阴脾运化失司，饮食积滞，阳明腑气不通，故而见不欲饮食、腹部胀闷；腑气郁结，肠道积热，故口气重、大便干结；胃不和则卧不安，故夜寐欠安；郁热向外熏蒸致太阳表虚不固，则汗多、偶有鼻塞流涕；舌红苔黄白、脉滑等均为太阴阳明证之征象。方中以栀子豉汤、桂枝加龙骨牡蛎汤、半夏泻心汤三方化裁，再辅以石膏、寒水石、琥珀清肠道实热，焦三仙、山药、白术、茯苓、莲子消食健脾开胃。诸药合而制膏，意在清利肠热、健脾开胃也。

（二）健脾开胃膏治疗太阴厌食案

苏某，男，3 岁 5 个月。

初诊（2019 年 9 月 6 日）：家属代诉患儿平素不欲饮食，食谷不化，大便稀溏，日行 1～2 次，形体偏瘦弱，面黄色萎，精神疲乏，夜寐尚安，小便调，大便如前述。舌质淡有齿痕，苔白腻，脉缓。诊断：厌食，太阴证。治予健脾益气、消食开胃。方药如下：枳实 10g，生白术 60g，红参 10g，干姜 10g，炙甘草 10g，茯苓 20g，莲子 10g，怀山药 20g，阿胶 10g，鹿角胶 10g，桂枝 10g，白芍 20g，生姜 10g，大枣 10g，鸡内金 10g，炒麦芽 10g。7 剂，制膏，每日早晚各 1 匙，空腹或饭后 1 小时以 150mL 开水调服。

二诊（2019 年 9 月 20 日）：药后患儿食量较前增加，大便先硬后溏，每日一行，面色转红润。效不更方，续服 14 剂以巩固治疗。

三诊（2019 年 10 月 15 日）：电话追踪，其父诉患儿纳食尚可，大便正常，无特殊不适，嘱其慎食生冷瓜果，避免着凉。

按：患儿素体脾胃虚弱，太阴脾气亏虚，内生水湿，水湿困脾则不欲饮食、食谷不化；脾虚湿盛，运化失司，水湿并走大肠，则便溏；水谷精微失于运化，气血化生无源，机体失养，故形瘦神疲、面黄色萎；舌淡有齿痕、苔白腻、脉缓均为太阴脾虚之征象。故本案处方健脾开胃膏中，参苓白术散益气健脾渗湿，再配以焦三仙合鸡内金消食开胃，方证相对，乃可喜获良效。若该患儿失治误治，进一步发展至少阴，太阴脾阳亏损波及肾阳，脾肾阳虚而出现大便秘结、但欲寐等症时，不可再予健脾开胃膏，而应以温阳开胃膏温阳补肾、健脾开胃治之。

四、小结

小儿的生理特点为脏腑娇嫩、形气未充，故治病多以补虚为主。章教授熟读经典，精耕临床，发现小儿厌食与太阴脾密切相关。他根据六经传变之规律，从太阴阳明、太阴及太阴少阴入手，指出小儿厌食的发展其实是阳气逐渐减弱衰退的过程，并在扶阳补虚的膏方基础上辨证论治，研制出清肠开胃膏、健脾开胃膏、温阳开胃膏等多种膏方对证治疗，形成了膏方六经辨治小儿厌食的创新思路，这一临床诊疗新思路值得我们大力学习探索与推广。

（卢雪琴）

第十四节　附姜四逆散治疗少阴病"四逆"

章浩军教授应用经方辨治内科杂病经验丰富，他认为少阴病病机复杂多样，除常见之虚证、实证外，还包含虚实夹杂证，且经方合用治疗效果明显。现以"四逆"为例，将其应用附姜四逆散治疗少阴病"四逆"经验介绍如下。

一、以"虚""实"探寻少阴病"四逆"之机

一方面，正如《伤寒论》少阴病提纲所言："少阴之为病，脉微细，但欲寐也。"说明少阴病是以全身虚衰为主要病理特征的疾病，如四逆汤证、桃花汤证等，此为虚。另一方面，仲景在《伤寒论》少阴病篇中还有四逆散证、猪肤汤证、大承气汤证等，此为实。可知少阴病病机有虚、实之不同。

"四逆"正如《伤寒论》337条"凡厥者……手足厥冷是也"言明，即为四肢冰凉厥冷，是阴阳气不相顺接所导致。在少阴病之"四逆"者，或为

"四逆汤证"之"虚"，或为"四逆散证"之"实"，一为虚证，一为实证，二者机理明显不同。

（一）少阴病"四逆"实证

少阴病"四逆"实证即为四逆散证。四逆散证受到了当今诸多医家的质疑，不乏认为其应归于少阳等处者。然全国高等中医药院校"十二五"规划教材《伤寒论》中还是将四逆散证归于少阴病篇。第318条"少阴病，四逆……或腹中痛，或泄利下重者，四逆散主之"指出四逆散是治疗少阴阳郁证的主方，且明确表明四逆散证未见里虚寒征象。但见"四逆"之症，当是少阴枢机不利，阳郁在里，不达四末所致。少阴为枢，贯通上下，枢机不畅则太阴之开、厥阴之阖受阻，阳气郁结于此，难以到达四肢末端。四末为阴阳交汇之处，阳气缺乏则手足逆冷。枢机畅通则水火交融、阴阳调和。此处"四逆"程度轻，应为四肢不温，不及厥冷。四逆散证病机不涉及"虚"，可以"实"论。且四逆散证可见诸多或然证，当兼夹阳虚中寒时则见腹中痛，兼肺寒气逆则为咳，兼心阳不足则为悸，可见少阴疾病变化规律为阳郁向阳虚甚至阳衰发展。

（二）少阴病"四逆"虚证

少阴病"四逆"虚证可以四逆汤证为代表。四逆汤出自《伤寒论》第323条："少阴病，脉沉者，急温之，宜四逆汤。"第324条："少阴病……手足寒……干呕者，不可吐也，当温之，宜四逆汤。"这两条分别从脉象、症状论述了四逆汤证，结合少阴病提纲可知四逆汤证脉微沉细，结合手足寒等症状，可判定少阴阳虚，阴寒内盛。少阴肾阳虚损，气化失职，难以温煦四末，则手足寒；肾阳不足温养脾胃，胃气上逆，胃中无有形实邪，则发为干呕。若不及早回阳救逆，可向恶寒、身蜷吐利、四肢厥逆、但欲寐等阳衰方向发展，则悔之晚矣。

二、从方药窥少阴病"四逆"治之真

少阴病"四逆"可分虚实，实证予四逆散，虚证予四逆汤。

（一）四逆散用治少阴病"四逆"实证

四逆散是《伤寒论》治少阴病"四逆"实证之主方。李中梓在《伤寒括要》卷下言："此证虽云四逆……惟气不宣通，乃为逆冷。故以柴胡凉表……而四逆可痊矣。"方中柴胡调达肝气、主升发，枳实理气破结、主降，一升一降则大气得转，枢机始畅。行气恐耗伤阴血，则予白芍养阴血柔肝气、调和气血，芍药在此还有开阴结而不泄阴、交通阴阳之功。使以甘草，与白芍相配酸甘化阴，兼以调和诸药。全方理气不耗血，解被郁之阳，使阳气得达四末，则四逆自解。原方中柴、甘、枳、芍各十分，今医家遵其比例，多为上四味按等量视病情酌量加减。此乃调和肝脾、透邪外出之经方。

（二）四逆汤治少阴病"四逆"虚证

四逆汤作为治疗少阴病"四逆"虚证的代表方，治疗四肢厥冷、神衰欲寐、腹痛下利、冷汗淋漓、脉微欲绝，为回阳救逆第一方。其组方精简，仅由生附子1枚、干姜一两半、炙甘草二两组成。附子、干姜相须为用，生附子大辛大热，药性猛烈，能逐阴寒、补先天，直送阳气到达病所，消阴寒之邪于无形；干姜亦为辛热之品，但其性为守，可驻守中焦，顾护后天之本。二者并用，一攻一守，"既温先天以滋后天，又暖后天以养先天"，共奏回阳救逆之效。佐炙甘草既能助附、姜回阳，又可缓二者峻烈之药性，调和诸药，是为"一药三功"，甚为精妙。原方中生附子有毒，现代多以炮附子替之，故此方温散寒邪之力虽在，却无回阳救逆之效矣，临床用于许多证属阳虚但又未到真阳衰微、亡阳厥逆的慢性疾病，可缩短疗程，使远期预后更佳，是温阳散寒之基础方。

三、附姜四逆散治少阴病"四逆"虚实夹杂之证

少阴病"四逆"除"虚证""实证"外，章浩军教授结合临床经验认为还可见有虚实夹杂之证。

（一）少阴病"四逆"阳虚枢郁证

少阴病"四逆"虚实夹杂证既有虚证又有实证，为阳虚与枢机郁滞并存，故以"阳虚枢郁"证称之。从四逆散证与四逆汤证可看出，一者病机相对偏实，一者病机相对偏虚，此二证看似毫无交集之处，应无共存之理，其实不然。四逆散证虽无寒热偏向，但从318条之加减法可看出其易从寒化，由此可将四逆汤证看作四逆散证兼夹寒邪发展而来，是阳气由足转虚的过程，那么必有少阴枢机不利、阳郁厥逆与阳气虚弱共存之时。此时少阴枢机运转失常，加之阳气虚损，更加难达四末，必四逆；寒邪中里，发为腹痛、腹部冰凉；阳气不足以温脾，脾失健运则可见脘腹胀满；阳气主"动"，阳气虚衰，动力不足，可见虚秘；若又兼夹湿邪则可见泄泻；脉象可见弦细或沉弦。

（二）附姜四逆散方药解析

治疗少阴病"四逆"虚实夹杂证时，若只用四逆汤温阳散寒，则阴枢不利之"实"未除，"四逆"仍存；或单用四逆散解郁，则阳气之"虚"未复，四末亦不温。当以和解枢机之"和法"与温阳化气之"温法"双管齐下，方收阳复机畅之效，四末温矣。附姜四逆散取四逆散合四逆汤之意。处方：柴胡10g，枳实10g，白芍10g，附子10g，干姜10g，炙甘草10g。柴、甘、枳、芍之四逆散司调和阴枢、透邪解郁之职，附、姜、草之四逆汤奏温阳散寒之效，和、温并用，是一首温阳和枢、虚实同治的临床验方。

章教授临证每于少阴病"四逆"且病机辨为阳虚枢郁者，多以附姜四逆散治之，疗效颇佳。

四、验案举隅

（一）少阴病"四逆"便秘案

郑某，女，40岁。初诊（2018年11月9日）诉反复排便困难3年余，2～3天一行，质可，便时费力，伴手足冰凉，多次于外院治疗，效果不佳。辰下：3日未解大便，手足冰冷，怕冷，脘腹胀闷不适，纳可，寐不佳，小便调，舌淡，苔白腻，脉沉弦。章师诊断为便秘，少阴证，予附姜四逆散加减治疗。具体处方：附子10g，干姜10g，柴胡10g，枳实10g，白芍10g，炙甘草10g。7剂，日1剂，分早晚温服。二诊患者诉服药1剂即排大便，后2天一行，排便较前省力，量中，质尚可，手脚冰凉好转，续服7剂巩固疗效。电话回访得其诸症已愈。

按：此案以附姜四逆散和畅少阴枢机兼以温阳化气，附、姜与芍相配温阳化气不伤阴。全方温而不燥，温阳散寒与理气并用，使手足回温的同时真正做到不用一味泻药而大便自通。

（二）少阴病"四逆"腹痛案

杨某，男，50岁。初诊（2018年11月16日）时观其神态痛苦，手按少腹，极欲弓腰，时不时搓揉双手。其诉腹痛、四肢冰凉已年余，近日加剧，疼痛甚，手捂少腹可稍缓解，伴痞闷不适，口干喜饮热水，畏冷，胃口不佳，饭量减少，矢气少，大便日解1次，偶解稀便，小便不利，舌淡苔白厚，脉细弦。腹诊：按之腹软，左少腹压痛，无反跳痛，未触及肿块。师断为腹痛，属少阴证，予附姜四逆散合桂枝加芍药汤。处方：附子10g，干姜10g，炙甘草6g，柴胡10g，枳实10g，桂枝10g，芍药20g，生姜10g，大枣10g。3剂，日1剂，分早晚温服。二诊患者诉少腹疼痛较前明显减轻，手足回温，余症均有好转，偶感乏力。师予上方加红参、白术增强健脾之功效，续服7剂，嘱其忌冷饮，宜服热汤，观其后效。半年后电话回访，其诉未再发腹痛。

按： 此案易辨虚证，然不仅仅是虚证。其脉细中带弦，脘腹痞闷少矢气，亦存在气机不畅。其痛甚，急当治其标，故予附姜四逆散温阳散寒、理气解郁，配合桂枝加芍药汤缓急止痛，则腹痛得减、四肢厥冷可除。待其痛减，再行补益脾胃之法，徐徐图之，当可巩固疗效，避免复发。

五、小结

章浩军教授对应用六经辨治内科疾病有独到见解，善于总结、归纳经方精髓，结合临床经验灵活化裁经方，针对少阴病四逆证往往存在枢机不利、阳气虚衰二者共存的现象，创新性提出少阴病四逆除虚证、实证外，还存在有虚实夹杂证。治疗上可和法、温法并用，取四逆散合四逆汤之意，组成附姜四逆散以和解枢机、温阳散寒，临床收效显著。

（郑祎）

第十五节　六经论治经行泄泻

章浩军教授从医四十余载，精究《黄帝内经》《伤寒杂病论》等中医经典，并擅于归纳、总结、灵活应用六经辨治内科杂病，其应用经方论治经行泄泻，常得佳效。

一、概述

经行泄泻是一种发病与月经周期相关，排便次数增多，便质稀溏，症状可随月经停止而暂止的疾病，可归为西医学的经前期综合征（PMS）。目前西医学认为 PMS 主要与卵巢激素水平、泌乳素等体内激素在经期分泌紊乱有关，并且受精神、社会因素影响。

该病首载于《陈素庵妇科补解·调经门》:"经正行……病泄泻。"明清时期傅山、萧埙分别在《傅青主女科》《女科经纶》中提出经行泄泻主要责之于脾之气血亏虚。脾为太阴湿土，兼以统血，居中焦生化万物，经行时气血蓄于胞宫则脾气血空虚，无以运化水湿则湿聚大肠致泄泻。其中傅山还主张以"不治其水先治其血，补气以固脾血"，提出以固健汤为主方补气统血。清朝沈又彭在《沈氏女科辑要》中分别记录了汪石山、王孟英从脾虚、肝木反悔脾土认识本病病机的观点，认为女子经期肝气太盛，加之脾虚，故而木盛伐土，肠道分清泌浊失权，发为泄泻。见肝之病，知肝传脾，故先实脾，汪石山主张以参苓白术散实脾为主，此外，他还认为经行泄泻亦可由感受风邪、湿邪为诱因并加重。叶桂则认为经行泄泻当责之于肾虚："经来……五更泄泻……此乃肾虚……宜服理中汤七剂。"肾主水，司膀胱之开阖，今肾气虚，水湿不走膀胱而蓄积于肠道。综上可知，历代医家多从肝、脾、肾三脏考虑，以气滞、血瘀、水湿停聚为病机，治疗上多以补脾肾疏肝气为要。

章教授以中医经典理论知识为基础，结合现代人生活习惯，提出当今生活条件改善，饮食丰富，营养充足，但进食肥甘厚味、辛辣刺激之品者常不乏其人，易损伤脾胃；且生活节奏偏快，琐事繁多影响情志，常厥阴肝木不舒，易致肝郁血瘀。据经行泄泻之发生发展传变规律与人体阳气盛衰变化密切相关，执六经辨证可将其分为太阴证、太阴厥阴证、厥阴证。

二、辨治经验

（一）太阴证

太阴乃三阴之表，故饮食所伤三阴，多先由太阴受之。《灵枢·营卫生会》曰："中焦……此所受气者，泌糟粕，蒸津液，化其精微。"津液的正常代谢途径有赖于脾胃，今太阴脾受损，运化失司，再遇月事之时气血下行而血室空虚，脾土更虚，脏寒水湿蓄积大肠，常致泄泻。

症见：每逢经期大便稀溏，可有少量未消化食物，次数增多，自利不渴，四肢不温，胃脘部或下腹隐痛，得温痛减，精神疲乏，全身无力感，月经量多，色淡，可出现痛经，纳差。舌淡苔白，脉沉。

治法：温中散寒，调经渗湿。

处方：理中丸加减。红参 10g，干姜 20g，白术 20g，茯苓 30g，鹿角胶 10g，桂枝 10g，白芍 10g，大枣 10g，炙甘草 10g。

方解：《伤寒论》第 277 条中提到太阴脏寒、中焦脾土不运而致自利不渴，须以理中丸温中散寒，且下利与月经相伴，以温药制寒之时当顾护阴血，故方选理中丸加减。方中以干姜为君药温中助阳，直祛寒湿；臣以红参、茯苓、鹿角胶培补后天之本兼渗湿；白术健脾燥湿，桂枝温阳通脉，白芍可缓急止痛，酸甘敛阴，防止药物过燥伤阴血，三者共为佐药；大枣、炙甘草味甘补中、调和诸药，为使药。诸药合用可温中补血、散寒燥湿，寒湿得去则脾可统血，经亦得调。

（二）太阴厥阴证

太阴证进一步发展，体内阳气与寒邪交争，虽寒邪得减，然脾土亦虚。太阴脾土与厥阴肝木关系密切，脾胃之升清降浊、纳运传导有赖于肝之疏泄，而肝的正常运作需要后天之本化生气血涵养。从厥阴肝而言，肝藏血主疏泄，月事之时气血下行蓄积下焦，肝气郁结，疏泄失职，脾之气血亏虚，《金匮要略·水气篇》有云："经为血，血不利则为水，名曰血分。"气血瘀滞易生水湿，木盛侮土使脾更虚，不能运化水湿，清气不升反降则生飧泄。

症见：每逢经期大便次数增多，便质稀溏，两胁胀痛，脘腹痞满，四肢不温，情绪急躁，月经量多或少，伴有血块，痛经，纳寐差，舌淡暗苔白厚腻，脉弦细。

治法：疏肝健脾，活血调经。

处方：当归芍药散加减。当归 10g，白芍 30g，川芎 15g，泽泻 30g，白术 20g，茯苓 30g，红参 10g，干姜 10g，郁金 10g，炙甘草 10g。

方解：方中重用白芍为君药，以温养厥阴肝，缓急止痛；川芎、当归活血行血，茯苓、泽泻、白术健太阴脾而渗其湿，共为臣药；再佐以干姜温中化饮，郁金行气解郁，红参培补气血；以炙甘草为使，调和诸药。诸药合用，太阴厥阴双治，既可疏肝行气、活血止痛，又可健脾渗湿，行中有补，补而不滞。

（三）厥阴证

经行泄泻反复不愈，其厥阴肝郁化热在上，太阴脾脏寒在下，常成上热下寒之厥阴证。热在上郁于胸膈，扰乱心神而烦躁，水气不能上承而口渴；阴寒凝滞在下而致泄泻、隐痛，阳气不达四末则肢寒畏冷。

症见：每逢经期大便稀溏，黏腻难解，经久不愈，口干口渴，烦躁易怒，下腹冷痛，喜温喜按，肢寒畏冷，月经量少，色暗有血块。舌淡苔白厚，脉弦细或弦弱。

治法：扶正祛邪，养血调经。

处方：乌梅丸加减。乌梅 20g，干姜 10g，细辛 5g，黑附片 10g，黄连 6g，黄柏 10g，党参 15g，当归 15g，香附 10g，熟地黄 10g，鹿角胶 10g，白芍 10g，炙甘草 10g。

方解：针对泄泻日久，寒热虚实夹杂之证候，仲景在《伤寒论》第 338 条曰："乌梅丸主之，又主久利。"章师根据经行泄泻的特点，常以乌梅丸为治久利主方，并予以加减变化。方中以乌梅为君药，以酸涩收敛；干姜、黑附片、细辛辛温燥热以祛寒湿，黄连、黄柏苦寒燥湿以制郁热，共为臣药；党参、当归活血补血，熟地黄、鹿角胶益精补血，再以香附疏肝行气，白芍缓急止痛，为佐药；炙甘草调和诸药为使。诸药共奏攻补兼施、清温并用之功。

三、验案举隅

（一）理中丸加减治经行泄泻（太阴证）案

张某，女，35 岁。2019 年 12 月 12 日初诊。患者 3 个月前无明显诱因出现逢经期大便稀薄，甚则如水，次数增加，日解 4～5 次，经过则愈，伴下腹部隐痛，喜温喜按，月经量多色淡，纳差；曾自行服用抑制胃肠蠕动药物，效果不明显，今适逢经期，为根治求诊我院门诊。刻下：患者大便稀薄，次数增加，日解 4 次，伴下腹部隐痛，喜温喜按，自利不渴，四肢不温，全身乏力，月经量多色淡，纳差，舌淡胖边有齿痕，苔白，脉沉缓。

诊断：经行泄泻，太阴证。

治法用方：温中散寒，调经渗湿，方选理中丸加减。

处方：红参10g，干姜20g，白术20g，茯苓30g，鹿角胶10g，桂枝10g，白芍10g，大枣10g，炙甘草10g。共5剂，日1剂，水煎取400mL，分早晚2次温服。

二诊（2019年12月17日）：患者诉便质改善，次数减少，下腹部隐痛消除，四肢回温，舌淡苔白，脉沉。守上方去干姜、鹿角胶，加生姜10g，续服14剂。

三诊（2019年12月31日）：患者诉诸症消除，续进7剂以巩其效，并嘱其避风寒。

按：邪入太阴寒化，中虚脏寒，脾土不温，无法温煦津液，津液蓄积化为水湿，下注大肠，可见大便稀薄；脾居中土以灌四旁，今脾病气血生化乏源，不能温养四肢，可见四肢不温、乏力、月经色淡等。治宜理中丸加减，以温中散寒、调经渗湿。二诊患者阴寒得散，故改干姜为生姜，防止过燥伤津；症状好转，故去鹿角胶而仍用红参培土。若患者失治迁延，正气与寒邪交争日久，正气亏虚，肝失所养，气机郁滞，可进展为太阴厥阴证，则治宜疏肝健脾、活血调经，以当归芍药散加减为宜。

（二）当归芍药散加减治经行泄泻（太阴厥阴）案

余某，女，32岁。2019年11月15日初诊。患者于半年前开始逢经期出现大便稀溏，次数增多，日均2～3次，月经量多，色暗红，有血块，偶有下腹隐痛，伴形寒肢冷，神疲乏力，纳寐差。未予重视，现月事将近，上症再发，求诊我科门诊。辰下：大便稀溏，次数增多，日均3次，伴两胁胀痛，情绪急躁，口干口苦，形寒肢冷，精神疲乏，纳寐欠佳，舌质淡暗有瘀斑，苔白厚腻，脉弦细。

诊断：经行泄泻，太阴厥阴证。治宜疏肝健脾、活血调经，方选当归芍药散加减。

处方：当归10g，白芍10g，川芎15g，泽泻30g，白术20g，茯苓30g，红参10g，干姜10g，桂枝10g，郁金10g，香附10g，炙甘草10g。7剂，日

1剂，水煎取400mL，分早晚2次温服。

二诊（2019年11月22日）：患者大便次数减少，胁痛缓解，心情舒畅，无口干口苦。守上方，去郁金，减川芎量为10g，续服2周。

三诊（2019年12月6日）：患者症状基本消失，嘱患者调畅情志，冬季合理进补。

按：患者平素工作繁忙压力大，情志不畅，饮食不规律，素体脾虚，厥阴之气不疏，影响了太阴脾运化水湿的功能，又适逢经行之时，气血下注，脾土愈虚，运化失司，水湿并走大肠，从而导致了泄泻。故方选当归芍药散加减以疏肝健脾，活血调经。二诊时因患者厥阴经气已舒畅，故去郁金，减川芎量。三诊患者诸症消除，当嘱患者病后以调养生息为主。

（三）乌梅丸加减治经行泄泻（厥阴证）案

李某，女，28岁。2019年10月16日初诊。患者1年前出现每临经期解黏液样稀便，日解4～5次，缠绵难愈，伴心烦易怒，月经量较少，色暗红，纳寐一般，曾自行服用蒙脱石散止泻，症状稍有好转但易反复，今为系统诊治求诊我科门诊。刻下：患者大便稀溏，日解4～5次，呈黏液样稀便，伴胸闷不舒，心烦易怒，口干口苦，中下腹隐痛，四肢不温，月经量较少，色暗红，有血块，纳寐一般，小便调，舌淡苔白腻，脉弦弱。

诊断：经行泄泻，厥阴证。治宜扶正祛邪、养血调经，方选乌梅丸加减。

处方：乌梅20g，干姜10g，细辛5g，黑附片10g，黄连6g，黄柏10g，党参15g，当归15g，香附10g，熟地黄10g，鹿角胶10g，白芍10g，炙甘草10g。共7剂，日1剂，水煎取400mL，分早晚2次温服。

二诊（2019年10月23日）：患者大便稀、胸闷、腹痛情况好转。前方去细辛、干姜、黄连，加茯苓30g，续服7剂。

三诊（2019年10月30日）：患者诉诸症好转，予参苓白术散加减瘥后调理，嘱其适量食用羊肉、当归等温补之品。

按：患者久病泄泻，肝气郁结，郁久化火，上炎咽喉，内扰心神；脾虚不运，胃肠虚寒，经脉凝滞，故见上热下寒，虚实夹杂。方选乌梅丸加减以扶正祛邪，养血调经。二诊患者寒邪大去，故去细辛、干姜，防止过燥耗气伤血，加茯苓健脾渗湿。三诊诸症好转，再以培补正气收功。

四、小结

现代人生活条件优越，先天禀赋较前人提高，但普遍工作繁忙，生活琐事繁多，易致气机不畅，情绪急躁易怒，多伤厥阴肝；随着饮食文化交融，人们普遍喜食香辣炙烤之品，又易损伤太阴脾土。章教授应用治疗经行泄泻，据其传变规律，认为与太阴脾土、厥阴肝木关系较为密切。从《伤寒论》第273条"太阴之为病……自利益甚"可见下利多为太阴病，属里虚证；又于《伤寒论》第326条"厥阴之为病……"中，可知久利常见于厥阴，其属阴尽阳生，寒热胜复，多为阳热见于上、阴寒之并于下。章教授应用六经辨证为指导，提出经行泄泻可分为太阴证、太阴厥阴证、厥阴证，并治以理中丸加减、当归芍药散加减、乌梅丸加减，一方面充分考虑到经行之时与肝之气血密切相关；另一方面，六经分证更能反映出人体阳气变化规律，即从太阴证之阳气不足到太阴厥阴证之阳气虚衰，再到厥阴证之阴尽阳生。

（袁旺新）

第十六节　从六经辨治自汗

自汗是指在排除正常机体机能表现后，出现时时汗出、动则尤甚的异常情况，即《景岳全书·汗证》所述："自汗者，濈濈然无时，而动作则益甚。"章浩军教授善于学习总结历代名医名家学术精髓及临证经验，应用六经辨治自汗，学验颇丰。

一、概述

关于自汗的记载，最早追溯于《黄帝内经》，书中对"魄汗""炅汗""多汗""漏泄"等加以描述，是对汗证归类的最初认识，其成因在《素问·阴阳别论》中解释为："阳加于阴谓之汗。"《伤寒论》中关于自汗的条文较多，涉及六经各病，论述了自汗的发生、发展及预后，其中53条阐述自汗之基本病机："病常自汗出者……以卫气不共荣气谐和故尔。"卫不守营，故自汗出。张介宾在《景岳全书》中也提出"自汗盗汗亦各有阴阳之证……"，强调了自汗有阴阳变化；张志聪注"汗乃阴液，由阳气之宣发……乃阳气加之于阴液"，点明汗出的产生受阳气盛衰、阴液多少影响。从上可知，自汗的产生与营卫、阴阳均有密切关系。

章教授以六经辨证为指导，认为自汗在临床上病机虽稍显纷繁，然实不越虚、实二纲，离不开阴、阳二字的变化，故将自汗归纳为太阳表虚自汗、三阴阳虚冷汗之虚证和阳明热盛自汗、少阳火郁头汗之实证等四大证型，其机理或为阳虚卫表不固、营阴外泄，或为阳热偏盛于里、迫津外出，一者为虚，一者为实。

二、辨治经验

（一）太阳表虚自汗

太阳总六经而统营卫，固护于表。而汗者，不外乎阴阳二字，其发于阴而出于阳。根据《伤寒论》12条"太阳中风……阳浮者，热自发，阴弱者，汗自出"，太阳受邪，营卫失调，卫表不固，肌腠开阖失司，故见汗泄，此乃虚证。因此，将太阳营卫失调所致肌腠虚开自汗出，归纳为太阳表虚自汗。

其症可见汗多，汗出恶风，白天更甚，动则加剧，或见半身、局部汗出，伴周身酸楚不适，纳寐尚可，二便正常，舌苔薄白，脉浮。治以调和营卫，固涩止汗。方选桂枝加龙骨牡蛎汤。

药物组成：桂枝 10g，白芍 10g，生姜 10g，炙甘草 10g，大枣 10g，生龙骨 20g，生牡蛎 20g。

（二）三阴阳虚冷汗

太阴为至阴之脏，温升、布化全身之水谷精气；少阴为阴枢，是燮理阴阳气血之根；厥阴为一阴，乃阴尽阳生之脏，寒热胜复为其特点。以上三阴易受寒邪，损伤阳气，导致阳气虚损，寒邪中里，初多为太阴中寒，客于脏腑，脾阳受损；后渐内传少阴、厥阴，寒邪弥漫全身；阳气进一步虚弱，终可致三阴阳气虚衰。三阴合病，阴盛阳衰，阳虚难以摄津亦难固表，阴津由肌腠溢散，则津液暴脱，冷汗频出。是证阳虚明显，不必细分三阴，故称其为"三阴阳虚冷汗证"，乃虚证是也。

其症见冷汗淋漓，四肢无力而恶寒，手足厥冷，不欲饮食，面色苍白，下利清谷，舌淡胖，苔薄白，脉微细。《伤寒论》第 353 条言："大汗出，热不去……又下利厥逆而恶寒者，四逆汤主之。"第 385 条曰："恶寒脉微而复利……四逆加人参汤主之。"说明在四逆汤基础上加人参可用于阳虚阴盛、气津耗伤之证。三阴阳虚冷汗证阳虚明显，大量汗出，气随津耗，气津两伤，故治以回阳祛寒、益气生津，方选四逆加人参汤，并以红参代人参增强温阳之效。

药物组成：干姜 10g，附子 10g，红参 10g，炙甘草 10g。

（三）阳明热盛自汗

阳明居中土，其本燥，其标阳，易受热邪侵扰。《伤寒论》第 196 条"阳明病，法多汗"，第 219 条"口不仁面垢……若自汗出者，白虎汤主之"，第 26 条"大汗出后，大烦渴不解，脉洪大者，白虎加人参汤主之"等，说明阳明病多见汗出，因其无形热邪充斥于内，热从内发，迫液外出，故见大汗出；火性炎上，加之阳明胃开窍于口，阳明经遍布于面，故口不仁、面垢；大汗出后，津液已伤，无津上承，加之热盛于里不解，故仍烦渴、脉洪大。同时，津、血、汗同源，汗多伤阴，又加重热盛阴伤之弊。此证发于阳明而热盛于里，故名其为"阳明热盛自汗证"，乃实证。

其症可见汗出津津，身热，汗后得风自觉舒适，口渴喜饮，或见心情烦躁，舌红少津，脉洪大。治病求源，邪热即源，故应清热生津以清阳明气分之热，方用白虎加人参汤，以西洋参代人参以增强滋阴生津之力。

药物组成：石膏 30g，知母 10g，粳米 30g，西洋参 10g，炙甘草 10g。

（四）少阳火郁头汗

少阳为一阳，内寄相火，为生生不息之阳气，主枢机，可通行上下，达表入里。《伤寒论》第 196 条曰："伤寒五六日，头汗出，微恶寒……此为阳微结……可与小柴胡汤。"当少阳受邪，或枢机不利，或相火移位。无论是枢机郁遏而微结，郁而化火，还是相火妄动，阻碍气机通畅，均可使得津液受火蒸发于上，可见头汗出。虽然原因不同，但阳气微弱、气机郁结、阴阳失衡的发病机制是一致的，当属于少阳阳微结的汗出。因其出汗部位较为固定，故以"少阳火郁头汗证"名之，亦为实证。

其症可见汗出，以头部汗出为主，胸胁苦满，善喜太息，食欲差，口苦口干，大便干结，小便尚调，舌淡红苔薄黄，脉弦。治以和解少阳、通达三焦，方选小柴胡汤。

药物组成：柴胡 30g，黄芩 10g，姜半夏 10g，党参 10g，生姜 10g，大枣 10g，炙甘草 10g。

三、验案举隅

（一）太阳表虚自汗证案

陈某，女。

初诊（2018 年 10 月 26 日）：患者 1 个多月前不慎外感后出现汗多，汗出恶风，白天为甚，动则加剧，周身酸楚，纳寐一般，二便自调，舌苔薄白，脉浮。处方：桂枝 10g，白芍 10g，生姜 30g，炙甘草 10g，大枣 10g，生龙骨 20g，生牡蛎 20g。7 剂，水煎服，每日 1 剂，早晚温分服。

二诊（2018 年 11 月 3 日）：患者诉服完上述药后自汗出的症状较前明显改善，四肢仍微有汗，周身偶有酸楚不适。在前方的基础上加白芍至 20g。续服 7 剂。

随诊患者症状基本缓解，活动时出汗较前明显减少。嘱患者平素加强锻炼，劳逸结合，慎起居，畅情志。

按： 本患者以汗出较多、汗出恶风、动则加剧为主要症状，四诊合参，辨为太阳自汗证，是由阴阳、营卫失衡所致。当邪气侵袭太阳，营卫不和，卫气失于固摄，腠理疏松，营阴外泄，可见汗出。治以调和营卫，兼祛风散寒、培育卫气、固摄津液，方选桂枝加龙骨牡蛎汤。该方是在桂枝汤的基础上加龙骨、牡蛎而成，徐忠可言："桂枝汤外证得之为解肌和营卫，内证得之为化气调阴阳。"方中桂枝温补阳气，芍药酸甘益阴，桂芍合用可调和营卫、敛阴止汗，再佐大枣、甘草升腾生发之气而助营卫和调，加龙骨、牡蛎调和阴阳、镇潜固涩，全方共行调和营卫、固涩敛汗之效。二诊患者汗多较前明显缓解，周身酸楚，故加重白芍用量以敛阴舒筋，则病可缓。

（二）三阴阳虚冷汗证案

金某，男，65岁。

初诊（2018年11月13日）：患者冷汗频出1月余，动辄加剧，多次于外院诊治，效不佳。辰下：冷汗频出，动辄加剧，畏风怕冷，无盗汗，精神疲乏，四肢厥冷，不欲饮食，夜寐较差，下利清谷，舌淡胖，苔薄白，脉微细无力。处方：干姜10g，附子10g，红参10g，炙甘草10g。3剂，水煎服，日1剂，分早晚饭后温服。

二诊（2018年11月16日）：患者自诉服药后出冷汗次数明显减少，大便仍较稀，舌淡胖，苔薄白，脉沉细有力。续守上方，加枳实20g，白术60g，7剂，巩固疗效。

按： 患者以冷汗频出为主症，四诊合参，属三阴阳虚冷汗证，当回阳祛寒、益气生津，方选四逆加人参汤。四逆汤载于《伤寒论》，是回阳救逆之代表方，陈修园在《伤寒医诀串解》中亦指出其适用于"急温症"。方中附子补火助阳、回阳救逆，干姜温中散寒、通脉回阳，而甘草可和中调气，既可缓暴烈之附姜，又能协助附姜之回阳。三药一暴一调一缓，配伍精奥，在三阴阳虚之急症上功效明确。在此基础上加人参益气生津以化阴液，则汗止津复。二诊患者冷汗频出较前明显改善，阳气稍有回复，但大便仍稀溏，且舌淡胖，苔薄白，脉沉细，一派太阴脾阳虚衰、水湿内停之象，故又加以枳术丸，以健脾、温阳、行气，可谓点睛之笔。全方虽无明显敛汗之品，但治病求于本，三阳得复，阴阳相合，则汗出自止。

（三）阳明热盛自汗案

林某，男，农民。

初诊（2018年9月18日）：诉汗多1周余。患者1周余前无明显诱因出现汗出津津，一日需更换衣物多次，自觉身热，得风后舒爽，渴欲饮水，稍烦躁，纳一般，夜寐不安，二便尚调，舌红少津，脉洪数。处方：石膏30g，知母10g，粳米30g，西洋参10g，炙甘草10g，栀子6g，淡豆豉10g。3剂，水煎服，每日1剂，早晚温分服。

二诊（2018年9月25日）：患者服药后汗出津津的症状有所改善，自觉身热较前减轻，遂续守前方再进7剂巩固治疗。

按： 本患者以汗出津津为主要症状，四诊合参，辨为阳明热盛自汗证，是因热邪充斥于阳明，热迫津出所致，可选清阳明之大热兼养阴生津的白虎加人参汤合栀子豉汤以清热除烦。方中石膏为君，可清除阳明之热，知母为臣，可生津止渴，君臣相配，除热止烦生津，再佐以人参益气生津，加速阴液回复，粳米、炙甘草养正安中。《伤寒论》第228条曰："阳明病下之，其外有热……但头汗出者，栀子豉汤主之。"患者全身均可见汗出，也包括头汗出，且心中烦闷，夜寐不安，故加上栀子豉汤，清热而不凝滞，宣透而不燥烈。用白虎加人参汤合栀子豉汤，清热生津，除烦止渴，则汗出得缓。

（四）少阳火郁头汗案

谢某，女，农民，45岁。

初诊（2018年10月13日）：患者诉汗多半年余，加剧1周，头部为主，午后尤甚，多次于本院中药调理，症状可缓，但易反复，1周前上症再发，伴胸胁苦满，食欲差，口苦口干，二便调，舌淡暗苔薄黄，脉弦。处方：柴胡30g，黄芩10g，姜半夏10g，党参10g，生姜10g，大枣10g，炙甘草10g。7剂，水煎服，日1剂，分早晚饭后温服。

二诊（2018年10月21日）：患者服药后头部汗出明显好转，胸胁苦满、口苦口干等少阳证候已消除，遂续守前方再进3剂巩固治疗。嘱其避免辛辣刺激之品，适当运动。

按：本患者以头部汗出频多为主要症状，四诊合参，辨为少阳火郁头汗证，是因少阳内郁化火所致，可选小柴胡汤和解少阳、通调三焦。方中柴胡、黄芩一散一清，共解少阳之邪；姜半夏、生姜和胃降逆；人参、大枣益气健脾，使邪无内传之机；炙甘草助姜枣扶正，调和诸药。其中虽无敛汗固摄之药，但治疗汗证不能见汗止汗，重在辨证精准，对证下药。小柴胡汤全方寒温并用，攻补兼施，宣通内外，使少阳得解，郁热始清，枢机通畅，故汗出得解，诸症自除。

四、小结

自汗主要可以反映阳气变化，其汗出是外在的表象，阳气变化是内在的原因。章浩军教授执六经辨证治疗自汗，司外揣内，从汗出的表现探寻患者阴阳变化，将该病概括分为虚证之太阳表虚自汗证、三阴阳虚冷汗证，以及实证之阳明热盛自汗证、少阳火郁头汗证，分别应用桂枝加龙骨牡蛎汤、四逆加人参汤、白虎加人参汤、小柴胡汤治疗，虽治法各有侧重，然总不离调和阴阳之根本。章师在临床应用中抓准病机，药证相当，有执简驭繁之妙，辨证准确，其效方能桴鼓，立竿见影。

（林舒婷）

第十七节　早醒型失眠

失眠症是以无法获得正常睡眠质量为主要特征，以入睡困难，或睡眠维持障碍，或早醒，或次日社会行为功能障碍为主要表现的一组临床综合征。其中，以早醒为主要表现的失眠称为早醒型失眠（以下简称"早醒"）。早醒在人群中的发病率约 21%，但目前对于早醒的定义尚未明确，同时缺乏针对性治疗方法。早醒在中医学上归属于"不寐"范畴。章浩军教授通过分析寤寐发生的机理，认为早醒多责之于阴不抱阳，可从太阳证论治，用滋阴和阳的方法治疗，屡获良效。

一、概述

（一）寤寐之生理

寤即醒，寐即眠，寤寐皆由卫气所主。《灵枢·口问》曰："卫气昼日行于阳，夜半则行于阴，阴者主夜，夜者卧……阳气尽，阴气盛，则目瞑；阴气尽而阳气盛，则寤矣。"张景岳释："凡人之寤寐，由于卫气。"人受气于天地，与天地昼夜运行规律相合，日出而作，日落而息。阳气者即卫气也，卫气昼日行于体表，入夜潜入体内，故阳出于阴则目开而寤，阳潜入阴则目阖而寐。《灵枢·卫气行》曰："是故平旦阴尽，阳气出于目，目张则气上行于头……复合于目，故为一周。"《灵枢·营卫生会》言："卫气行于阴二十五度，行于阳二十五度，分为昼夜，故气至阳而起，至阴而止……平旦阴尽而阳受气。"卫气一日循行人体一周，将一日分五十度，以平旦日出、黄昏日入为分界，平旦至日落卫气行于阳，日落至次日平旦行于阴，各二十五度，卫气正常运行，则人体得其时而卧，至其时则起。卫气在平旦由体内出体表，平旦通常认为是卯时 5～7 点，故正常睡眠在日出后才醒来。

睡眠亦是人体阴阳转化的过程。《素问·金匮真言论》曰："阴中有阴，阳中有阳。平旦至日中，天之阳，阳中之阳也；日中至黄昏，天之阳，阳中之阴也；合夜至鸡鸣，天之阴，阴中之阴也；鸡鸣至平旦，天之阴，阴中之阳也。"《医经原旨·阴阳》言："午前为阳中之阳，午后则阳中之阴也。子前为阴中之阴，子后为阴中之阳也，故以一日分为四时，则子、午当二至之中，卯、酉当二分之合，日出为春，日中为夏，日入为秋，夜半为冬也。"鸡鸣至平旦应四季之冬季，"冬，养藏之道也"，这是一个阳气封藏的状态；夜半为阴气最盛之时，阳气在夜半之时开始化生，纯阴之中一阳始生，为阴中有阳，在这一阶段酝酿、生发、充实，到达一定瓶颈方才迸发。平旦日出正应四季之春，万物在此时破出地表开始生长，得到充养的阳气此时正应平旦太阳始升，出体表而目开。

（二）早醒之病理

近年来有学者从早醒的不同时间对早醒进行论治，王婷等认为凌晨2～4点醒来的早醒患者可从心肺论治；卢博认为早醒患者大多在1～7点醒来，属厥阴病欲解时，可从厥阴病论治。章浩军教授发现，临床上有部分患者诉早醒，多于凌晨3～5点醒来，醒后不能再入睡，且总睡眠时长不超过6小时，可考虑从阴阳失调、营卫失和方向论治。

《素问·生气通天论》言："阴者，藏精而起亟也。"阴在内，主夜，有潜纳阳气的作用，使阳气酝酿生发而不外泄。黄元御在《素问悬解》曰："阴阳不偏，彼此环抱，则表里和平，百病不起。"阴阳平衡则各司其职，百病不起；营阴不足，潜纳失司，阴不抱阳则阳气外泄。《灵枢·营卫生会》曰："平旦阴尽而阳受气。"平旦日出，人体内阳气随着出体表方才目开而寤；若阴虚而潜纳失司，不能固摄阳气，阳气先于日出地表而出体表便为早醒。是以章教授认为，早醒病性属阴虚，病位在营卫，病机为营阴不足，阴不抱阳。一方面营阴不足则表现出卫阳偏盛，营弱卫强，营卫不和，无法潜纳卫气而使卫气易于外泄，故表现出睡眠时间的整体减少。另一方面，卫气入夜行于阴二十五度，至平旦方出体表，营阴不足，不足以容纳卫气在阴循行二十五度，故卫气在平旦之前出于阳，表现为3～5点醒来。《医经原旨·杂病》曰："卫气不得入于阴，当留于阳，留于阳则阳气满，阳气满则阳跷盛，不得入于阴，则阴气虚而目不瞑矣。"卫气提前由阴出阳而滞留于阳跷，不能再入阴，无法再入睡，究其根本仍为营阴不足所致。

二、辨治经验

章浩军教授根据早醒的病机，提出该病辨证属六经辨证中的太阳证。《医宗金鉴》有言："太阳主表，为一身之外藩，总六经而统营卫。"王付认为太阳病之机理即是营卫失调。营卫二气由太阳所主，营卫发病不仅可出现太阳伤寒、太阳中风等外感病，亦可致早醒、自汗等内伤杂病。早醒病在营卫，可从太阳证论治，基本治法为滋阴和阳，方用桂枝加龙骨牡蛎汤。桂枝加龙骨牡蛎汤首见于《金匮要略·血痹虚劳病脉证并治第六》："夫失精家少腹弦急……男子失精，女子梦交，桂枝加龙骨牡蛎汤主之。"失精日久则阴亏，营阴不足，无力潜纳阳气，阳气失于固摄则外泄，即阴不抱阳，阴阳失调而发诸症，与早醒的病机一致。正所谓"异病同治"，故章教授临床上常以桂枝加龙骨牡蛎汤治疗早醒，意在取其滋养营阴、调和营卫、敛阴潜阳之功也。方中生白芍性寒味酸，能入血分，敛营阴，合甘草有酸甘化阴之功，桂枝性温味辛甘，能通利阳气，通行营卫壅遏之气，三药敛阴和阳、调和营卫，加之生姜、大枣相配，可引药达营卫，增强调和营卫之力；生龙骨、生牡蛎质重性沉降，益阴潜阳，既可收敛浮越之卫气，亦无碍于阳气升发。并且有药理学研究表明，桂枝汤具备镇静镇痛之效，与潜阳固涩的生龙骨、生牡蛎合用可加强镇静作用，从而在一定程度上能够有效改善睡眠。

若兼有痰热扰神者，加黄连温胆汤；兼有热在胸膈、虚热内扰者，加栀子豉汤；兼有心肾不交、心火上亢者，加黄连阿胶汤；兼有胃不和者，加半夏泻心汤；兼有心阴不足者，加百合地黄汤；兼有肝血不足者，加酸枣仁汤。

三、验案举隅

患者男，24 岁，2019 年 10 月 10 日就诊。主诉：半年前因沉迷网络游戏开始出现持续性早醒，每天多于早晨 5 点前醒来，醒后不能再入睡，此后每遇考试等精神压力增大或情绪刺激时症状加重，多次于外院就诊，予柴胡加龙骨牡蛎汤、百合地黄汤、酸枣仁汤等治疗后症状好转，但早醒仍未改善，遂来我院就诊。辰下症见：早醒，每天于早晨 5 点前醒来，醒后不能再入睡，二便可，舌淡红、苔薄白，脉弦细。西医诊断：失眠；中医诊断：不寐，太阳证。处方：桂枝 10g，白芍 10g，炙甘草 10g，生姜 10g，大枣 10g，生龙骨 15g，生牡蛎 15g。7 剂，水煎内服，早晚温分服。

2019 年 10 月 18 日二诊，诉早醒较前好转，可睡至 6 点方醒，无其他明显不适。守前方续予 7 剂巩固疗效。

按：患者因长期沉迷网络游戏，劳神伤阴，精神失养，营阴暗耗，阴不抱阳，故发为不寐。见前医予疏肝、安神、滋阴、养血等法皆未能奏效，盖未和阳，卫气不能司其寤寐之职故也。张景岳在《景岳全书》言："故欲求寐者，当养阴中之阳及去静中之动，则得之矣。"故予桂枝加龙骨牡蛎汤滋阴和阳、敛阴潜阳。营卫得和，卫气能正常司寤寐之职，则早醒得愈。

四、小结

目前，临床上尚未研发出治疗早醒的特效药物，人们往往是通过睡前服用佐匹克隆等长效助眠药物来维持睡眠，但长期服用安眠药给身体带来的不良反应是我们所不能忽视的。章浩军教授熟读经典，精耕临床，提出早醒的基本病机为营阴不足，阴不抱阳，主张从太阳证论治，予桂枝加龙骨牡蛎汤以滋阴和阳，即从根本上调和阴阳，阴阳平衡则夜寐转佳，病症得除。中医药辨治早醒不仅临床疗效良好，且副作用甚微，是现阶段攻克早醒的最佳治疗手段之一。

（陈伟彬）

第十八节　采用关联规则分析章浩军教授
从"结"论治便秘经验

随着时代不断发展进步，中医学的研究逐渐走向客观化、科学化和规范与标准化，这已成为其学术发展的必然趋势。名老中医的临床经验是一笔宝贵的财富，而善于发现隐藏在大数据背后有意义联系的数据挖掘技术将有助于传承这笔宝贵的财富。笔者有幸师从章浩军教授，随诊学习中见章教授从"结"入手，结合《伤寒论》六经辨证，将便秘分阳明"阳结"（阳明脾约证和阳明腑实证）、少阳"阳微结"（少阳证）、太阴"阴结"（太阴证）、少阴"纯阴结"（少阴证）等四大病证进行论治，执简驭繁，屡获奇效。兹采用关联规则分析章教授从"结"论治便秘病之用药经验，以期更好地指导临证应用，造福广大患者。

一、资料与方法

（一）病例来源

病例选自 2017 年 9 月～2018 年 9 月就诊于福建中医药大学附属龙岩市中医院章浩军教授门诊的便秘患者。

（二）入组标准

诊断标准：便秘的中医诊断参照中华中医药学会 2008 年制定的《中医内科常见病诊疗指南——中医病证部分》（中国中医药出版社 2008 年 7 月第一版）。

纳入标准：符合诊断标准的便秘患者；辨证、用方、用药记录完整，服用中药汤剂治疗者；章浩军教授门诊就诊的便秘患者。

排除标准：继发于躯体疾病、精神障碍、药物滥用等引起的便秘者；合并使用对便秘有治疗作用的其他药物者；合并有其他疾病的患者。

（三）辨证分型标准

1. 阳结（阳明脾约证）

大便干结或便出不爽，数日一行，消谷善饥，食后腹胀或困倦，嗳气频作，口干喜温饮，舌红苔黄腻，小便频数或小便自利，脉细数或细。

2. 阳结（阳明腑实证）

大便秘结，数日不通，腹痛拒按，身热汗出，口干，口臭，时欲饮冷，小便短赤，舌红，苔黄燥，脉数。

3. 阳微结（少阳证）

大便干结，胸胁苦满，但头汗出，喜善太息，嗳气频作，口干，口苦，舌淡红苔薄黄，脉弦。

4. 阴结（太阴证）

大便不干或黏腻，便出不爽，排出困难，纳呆腹胀，口淡喜温，头晕头重，神疲乏力，形寒肢冷，舌质淡苔白腻，舌体胖大边有齿痕，脉缓。

5. 纯阴结（少阴证）

大便干或不干，排出困难，面色㿠白，四肢不温，喜热怕冷，小便清长，或腹中冷痛，拘急拒按，或腰膝酸冷，舌淡，苔白或薄腻，脉沉迟或沉弦。

（四）数据分析方法

搜集 2017 年 9 月～2018 年 9 月就诊于福建中医药大学附属龙岩市中医院章浩军教授门诊的便秘患者的一般情况（性别、年龄、居住地、职业、联系电话）、辨证分型及临床处方，经筛选整理，将符合纳入标准的患者资料录入 Excel2007 表格，建立 379 例便秘病患者临床资料数据库。对所获数据资料采用统计软件 SPSS19.0 进行频数、频率等统计方法的分析；关联规则分析使用 Microsoft SQL server 2008 Apriori 算法。关联规则算法是较为常用且成熟的一种数据挖掘技术，用于发现隐藏在大型数据集中有意义的联系，所发现的联系可以用关联规则或频繁项集的形式表示。关联规则是形如 X（规则前件）→Y（规则后件）的蕴涵表达式，其中 X 和 Y 是不相交的项集，即 X ∩ Y=Ø。关联规则的强度可以用它的支持度（support）和置信度（confidence）度量。支持度确定规则可以用于给定数据集的频繁程度，而置信度确定 Y 在包含 X 的事务中出现的频繁程度。另有一重要性（importance）比值，是用来判断关联规则前后件相关性，重要性为 0，表示 X 和 Y 之间没有任何关联；正的重要性分数表示当 X 为真时，Y 的置信度会上升；负的重要性分数表示，当 X 为真时，Y 的置信度会下降。必须注意的是，由关联规则作出的推论并不必然蕴涵因果关系，它只表示规则前件和后件中的项明显地同时出现。支持度（s）和置信度（c）这两种度量的形式定义，以及重要性比值公式如下：

$$s(X \rightarrow Y) = \frac{\sigma(X \cup Y)}{N} \qquad （公式①）$$

$$c(X \rightarrow Y) = \frac{\sigma(X \cup Y)}{\sigma(X)} \qquad （公式②）$$

$$Importance(X \Rightarrow Y) = Log(P(Y|X)/P(Y|not\ X)) \qquad （公式③）$$

二、结果

（一）一般情况比较

379 例便秘病患者平均年龄（46.94±22.48）岁，其中有 176 名男性病例（占 46.4%），有 203 名女性病例（占 53.6%），男女病例数量比例为 0.87：1，提示就诊的便秘患者并无明显男女差异。按辨证分型分类，可分为：阳结 - 阳明脾约证 1 例（0.26%），阳结 - 阳明腑实证 51 例（13.46%），阳微结 - 少阳证 192 例（50.66%），阴结 - 太阴证 131 例（34.56%），纯阴结 - 少阴证 4 例（1.06%）。由此可见，本病发病证型以阳微结 - 少阳证最为多见。

（二）用药情况分析

表 1　379 例便秘患者中药使用频率分布

序号	中药名称	频数（例）	频率（%）	序号	中药名称	频数（例）	频率（%）
1	炒枳实	339	89.45	16	生地黄	85	22.43
2	炙甘草	310	81.79	17	黄连	78	20.58
3	生白术	268	70.71	18	党参	75	19.79
4	大枣	262	69.13	19	百合	65	17.15
5	生姜	260	68.60	20	玄参	63	16.62
6	生白芍	246	64.91	21	麦冬	46	12.14
7	北柴胡	225	59.37	22	陈皮	46	12.14
8	黄芩	218	57.52	23	蝉蜕	41	10.81
9	姜半夏	209	55.15	24	姜黄	38	10.03
10	干姜	206	54.35	25	炒僵蚕	37	9.76
11	桂枝	167	44.06	26	淡豆豉	33	8.71
12	茯苓	152	40.11	27	当归	31	8.18
13	酒大黄	125	32.98	28	五味子	30	7.92
14	姜厚朴	112	29.55	29	生牡蛎	27	7.12
15	红参	91	24.01	30	川芎	27	7.12

（三）关联规则运算结果

表2　379例总样本关联结果（部分）

关联规则	置信度（%）	支持度（%）	重要性（比值）
姜半夏，大枣 => 黄芩	97.06	34.83	0.74
生姜 => 大枣	96.70	46.44	0.92
姜半夏，炙甘草 => 黄芩	96.30	34.30	0.71
姜半夏，生姜 => 黄芩	95.49	33.51	0.66
姜半夏 => 黄芩	95.30	37.40	0.94
大枣 => 生姜	95.14	46.44	1.05
姜半夏，炒枳实 => 黄芩	94.93	34.56	0.71
黄芩，生姜 => 姜半夏	93.38	33.51	0.73
黄芩，大枣 => 姜半夏	92.96	34.83	0.81
黄芩 => 姜半夏	92.21	37.40	1.12
黄芩，炒枳实 => 姜半夏	91.61	34.56	0.78
黄芩，炙甘草 => 姜半夏	91.55	34.30	0.76
炙甘草 => 炒枳实	90.95	53.03	0.11
炒枳实 => 炙甘草	86.27	53.03	0.16
炒枳实 => 生白术	77.68	47.76	1.13
大枣 => 黄芩	76.76	37.47	0.69
大枣 => 姜半夏	73.51	35.88	0.64
生白芍，生姜 => 桂枝	68.28	26.12	0.64
生白芍，大枣 => 桂枝	67.35	26.12	0.63
炒枳实 => 北柴胡	64.81	39.84	0.66
生白芍 => 桂枝	60.57	27.97	0.67

注：① => 表示关联，下同。②重要性：Importance（X=>Y）=Log（P（Y|X）/P（Y|not X））；重要性为 0，表示 X 和 Y 之间没有任何关联。正的重要性分数表示当 X 为真时，Y 的置信度会上升。负的重要性分数表示，当 X 为真时，Y 的置信度会下降。

通过表2中各规则的置信度和支持度运算结果可以看出，在使用姜半夏、大枣的处方中同时使用黄芩的概率为97.06%，而在处方中姜半夏、大枣、黄芩这三味药同时使用的几率为34.83%；处方中炙甘草和炒枳实同时使用的概率达53.03%，而使用炙甘草的处方中有90.95%还同时使用炒枳实；余同。重要性比值反映了各规则前后件相关性，规则"炒枳实 => 生白术"的重要性位居表中首位，说明处方中在使用炒枳实时，生白术同时出现的可能性较其他药味高；余同。

此外，观察关联结果可发现，相同症状（体征）在交换规则前、后件位置后得出的置信度并不相同，如：规则"生姜 => 大枣"的置信度为96.70%，而规则"大枣 => 生姜"的置信度仅为95.14%，说明使用生姜的处方中同时使用大枣的概率为96.70%，而处方中使用了大枣后同时使用生姜的概率仅为95.14%。

表3　192例阳微结－少阳证关联结果（部分）

关联规则	置信度（%）	支持度（%）	重要性（比值）
桂枝，生姜 => 生白芍	96.61	29.69	0.15
茯苓，生白芍 => 桂枝	86.36	19.79	0.42
桂枝，姜半夏 => 干姜	80.00	22.92	0.20
桂枝，黄芩 => 干姜	77.97	23.96	0.19
茯苓，炙甘草 => 桂枝	72.73	20.83	0.32
茯苓，黄芩 => 桂枝	71.70	19.79	0.30
茯苓，大枣 => 桂枝	71.15	19.27	0.29
茯苓 => 桂枝	70.69	21.35	0.31
干姜，生白芍 => 桂枝	68.75	22.92	0.32
桂枝，黄芩 => 茯苓	64.41	19.79	0.38
桂枝，炙甘草 => 茯苓	63.49	20.84	0.39
桂枝 => 茯苓	61.19	21.35	0.37
桂枝，大枣 => 茯苓	60.66	19.27	0.32
桂枝，生白芍 => 茯苓	60.32	19.79	0.33

关联规则	置信度（%）	支持度（%）	重要性（比值）
生白芍，生姜 => 桂枝	58.16	29.69	0.31
生白芍，炙甘草 => 桂枝	57.84	30.73	0.35
生白芍 => 桂枝	57.80	32.81	0.51
生白芍，大枣 => 桂枝	57.43	30.21	0.31

表4　131 例阴结 – 太阴证关联结果（部分）

关联规则	置信度（%）	支持度（%）	重要性（比值）
大枣，炙甘草 => 生姜	100.00	28.24	0.70
生白术 => 炒枳实	100.00	66.41	0.36
炒枳实 => 生白术	97.75	66.41	0.68
大枣，炒枳实 => 生姜	97.67	32.06	0.91
大枣 => 生姜	97.67	32.06	0.91
大枣，生白术 => 生姜	97.56	30.53	0.80
生姜，炒枳实 => 大枣	89.36	32.06	1.31
生姜 => 大枣	89.36	32.06	1.31
生姜，生白术 => 大枣	88.89	30.53	1.03
生白术 => 炙甘草	83.91	55.73	0.29
炒枳实 => 炙甘草	83.15	56.49	0.31
生姜 => 生白芍	74.47	26.72	0.46
炙甘草，炒枳实 => 生白芍	58.11	32.82	0.46
炙甘草，生白术 => 生白芍	57.53	32.06	0.38
炙甘草 => 生白芍	57.33	32.82	0.43

三、讨论

（一）病因病机

现医家多从脏腑论治便秘，亦有从"火证""湿""痰""气""三焦"等角度论治便秘。章师对内伤杂病特别是脾胃诸病进行辨治与临证研究，至今已四十余载，通过不断的临床摸索和总结，创新性形成了"从六经辨治脾胃病"的临床辨证理论，其中尤以从"结"论治便秘最为独特。在古代即有称便秘为"结"之说，从《黄帝内经》到《伤寒杂病论》及后世医家亦多有论述。"结"者，有"聚合、凝聚"之义，用以论述便秘之病因病机可谓贴切。章师于《六经辨治脾胃病》一书中有云："'阳结'便秘，即阳明腑气结滞，阳气独盛，阴不足以济阳而出现大便不通；而'阳微结'则是指阳气郁伏于少阳半表半里，热结尚浅……'阳微'并非是'阳气微弱'，意在说明邪结程度尚轻……便秘'阴结'者系病在太阴，为寒证、虚证，即为太阴脏寒，阳气亏虚，阴寒凝结，阴气独盛，阳不足以化阴，传导失常而致大便反硬；而'纯阴结'为病结少阴，属虚寒之证，系太阴病'阴结'进一步发展至少阴病而成。"一段话，寥寥百多字，道尽便秘从"结"论治内涵。

（二）发病证型

在《六经辨治脾胃病》一书中，章教授基于六经辨证，将便秘分为阳结 - 阳明证、阳微结 - 少阳证、阴结 - 太阴证及纯阴结 - 少阴证四大证型进行了详述。入组的 379 例便秘患者平均年龄（46.94±22.48）岁，其中有176 名男性病例（占 46.4%），有 203 名女性病例（占 53.6%），男女病例数量比例为 0.87∶1，提示就诊的便秘患者多为青中年，且无明显男女差异。按辨证分型分类，可分为阳结 - 阳明脾约证 1 例（0.26%），阳结 - 阳明腑实证 51 例（13.46%），阳微结 - 少阳证 192 例（50.66%），阴结 - 太阴证 131例（34.56%），纯阴结 - 少阴证 4 例（1.06%）。由此可见，本病发病证型以阳微结 - 少阳证最为多见，这与阳微结 - 少阳证的病因病机及患者发病年龄相关。"阳微"并非是"阳气微弱"，而是意在说明邪结程度尚轻，即少阳"阳微结"所要表明的是邪气与阳气的轻度郁结,致使少阳枢机不利。青中年患者多处于阳气由盛转亏的阶段,阳气亏虚不足,邪气则乘虚而入达少阳,而少阳之阳气虽不若阳明充盛,却未及太阴少阴之虚衰而使邪气直达入里,则邪停在半表半里,发病少阳,程度尚浅,是以青中年发病多以少阳证多见。

(三)治法与方药

章教授常说:"既已识得病因病机,则治法可得。"其从"结"论治便秘,治法为:阳明"阳结"治以通腑攻下(阳明阳结腑实证)与润肠攻下(阳明脾约证),少阳"阳微结"治以畅达枢机,太阴"阴结"治以温补脏寒,少阴"纯阴结"治以温阳通便。阳明"阳结"便秘,辨其"大便难"之轻重,可分为阳明脾约证及阳结腑实证,阳明脾约属胃热肠燥津亏所致,故麻子仁丸治之;阳结腑实者,热实较轻当以小承气汤轻下实热,实热甚者则当以大承气汤峻下实热。少阳"阳微结"为少阳枢机不利,当畅达气机、和解少阳,故章师常予小柴胡汤加减,此方乃少阳万病之宗。太阴"阴结"为太阴脾阳亏虚,寒凝内结,阻滞肠腑气机,当选理中汤合枳术丸。少阴"纯阴结"阴寒内盛,非四逆汤不可解。

据统计,379例便秘患者共使用药物131味,4457药次,平均每个处方11.76味中药。在处方中出现频率前30位的中药共计出现3912药次,占全部药味出现总频数的87.77%,其中炒枳实、炙甘草、生白术、大枣、生姜、生白芍这六味药使用频率高于60%。根据《中药学》分类标准将出现频率前30位的中药分类,显示章师治疗便秘涉及理气药、补虚药、解表药、清热药、化痰止咳平喘药、温里药、利水渗湿药、泻下药、化湿药、活血化瘀药、平肝息风药、收涩药等。便秘主要是由大肠传导失司所致,同时与脾胃功能失调息息相关,故章教授用药尤以炒枳实、炙甘草、生白术、大枣等理气补虚药为主,意在顾护脾胃,通理腑气,通散在肠道之"结"。而解表药、清热药、化痰止咳平喘药、温里药、利水渗湿药、泻下药、化湿药、活血化瘀药、平肝息风药、收涩药的应用,说明章师处方用药灵活多变,因症施药,亦说明便秘一病看似简单,实则复杂多变,须在诊疗中细细察辨,不拘泥不妄用,整体地辨证论治,因人施治。

（四）关联规则分析

在总样本 379 例便秘病例下，关联规则"炒枳实 => 生白术"的重要性比值（1.13）最高，且其置信度（77.68%）和支持度（47.76%）亦不低。虽然在 379 例便秘患者的用药中，出现频次最高的药对为"炙甘草－炒枳实"，且其相应的关联规则"炙甘草 => 炒枳实"和"炒枳实 => 炙甘草"的支持度最高，置信度亦高于 90%，但二者运算得出的重要性比值均小于 0.2，故而综合来看，"炒枳实－生白术"这一药对仍是章教授用药时所偏喜。炒枳实和生白术这两味药，实则组成了枳术丸。枳术丸源于《金匮要略》中的枳术汤，原文曰："心下坚，大如盘，边如旋盘，水饮所作，枳术汤主之。"炒枳实与生白术用量比例为 2：1，后张完素将此方炒枳实与生白术的用量比例变化为 1：2，并改汤剂为丸剂，用于饮食所伤而致之痞证，称为枳术丸。李东垣将此方收于《脾胃论》，注明该方可"治痞，消食，强胃"。章教授寻此为据，重用生白术至 60g，以达运脾气、恢复脾胃升降之效，益气通便而不伤正；炒枳实可破结实、消胀满，变化炒枳实与生白术用量比例为 1：3，意在补中有消而无留滞之虞。经化裁后的枳术丸，消补兼施，更是表明其在论治便秘的过程中顾胃气、通腑气的思想。胃气存则气血得以化生，以运化水谷，而无留滞之虞；腑气通则"结"可散，便秘自愈。阴阳乃自然界的根本规律，阴阳调和，自然百病不生。

通过分析病例数较多的阳微结－少阳证的关联规则运算结果，同样可以发现，其出现频次较高的药对，虽然支持度相应的会较高，但其重要性比值均较低，这便是应用关联规则算法的意义所在。关联规则算法的结果主要可通过三样数值显示，即置信度、支持度及重要性比值，三者各有含义，在分析数据的过程中应综合来看，这将更具临床实用意义。

此外，观察 192 例阳微结－少阳证便秘患者用药情况的关联规则运算结果，"生白芍－桂枝"这一药对的使用尤为醒目（关联规则"生白芍 => 桂枝"的置信度 57.80%，支持度 32.81%，重要性比值 0.51）。桂枝辛温，生白芍酸寒，一治卫强，一治营弱，二者相合则可调和营卫、燮理阴阳。少阳证之阳微结，枢机不利，气机抑郁不伸，邪在半表半里，以"生白芍－桂枝"调和阴阳，阴阳合则枢机利，亦可达到和解少阳、疏理气机之效。太阴证之阴结，乃太阴脏寒，阳气亏虚，阴寒凝结所致，病位在脾，故细观131例阴结-太阴证便秘患者用药情况的关联规则运算结果，章教授用药以健脾消痞之"枳术丸"居多（关联规则"生白术 => 炒枳实"的置信度100.00%，支持度66.41%，重要性比值0.36；关联规则"炒枳实 => 生白术"的置信度97.75%，支持度66.41%，重要性比值0.68），且同时多配以使用生姜、大枣、炙甘草这三味药。生姜温中散寒，大枣补中益气，炙甘草补脾益气，三者相合，正对太阴阴结之证。

四、验案举隅

张某，女，46岁。

初诊（2018年9月4日）：患者诉反复大便干结三年余，排便艰难，便如羊粪样，2～3日一行，小便尚调，口干口苦，偶胃脘胀闷不适，平素汗出多，纳寐尚可。舌淡红，苔白稍厚，脉弦。四诊合参，诊断为少阳"阳微结"之便秘，为少阳枢机不利所致，治以和解少阳，方选小柴胡汤加减。

处方：大枣10g，生姜10g，生白术60g，炙甘草10g，炒枳实20g，桂枝10g，白芍10g，姜半夏10g，黄芩10g，柴胡10g。7剂，水煎服，日1剂，分早晚饭后温服。

二诊（2018年9月11日）：患者服药后大便1～2日一行，仍干结，余症同前，舌淡红，苔白稍厚，脉弦。守前方加酒大黄6g，继服7剂。

处方：大枣10g，生姜10g，生白术60g，炙甘草10g，炒枳实20g，桂枝10g，白芍10g，姜半夏10g，黄芩10g，柴胡10g，酒大黄6g。7剂，水煎服，日1剂，分早晚饭后温服。

三诊（2018年9月18日）：患者大便得通，日行1次，但初头较硬后软，汗出多较前明显好转，舌淡红，苔白稍厚，脉弦。守前方加茯苓30g，继服7剂后，患者大便质软成形，日行1次。

按：本案便秘患者，中医辨证为少阳枢机不利之"阳微结"。少阳主三焦气机，上焦不通，津液不下，进而影响肠道蠕动功能，食物糟粕停留大肠时间延长，水分吸收增多，则为大便干结、排便难，治之当以和解少阳之小柴胡汤为主方加减。另患者平素汗出多，偶有胃脘胀闷不适，考虑为营卫不和、脾胃气滞，故在方中加用调和营卫之桂枝汤、理气健脾之枳术汤。观其舌象，患者舌淡红、苔白稍厚，故去小柴胡汤中之参，免去滋腻之忧。二诊患者排便时间由2～3日一行变为1～2日一行，但仍大便干结，偶胃脘胀闷不适，故而守前方加导滞通便之酒大黄。三诊患者大便得通，但初头较硬后软，且苔白稍厚，故守前方加用健脾渗湿之茯苓，继服7剂，困扰患者多年之便秘终得痊愈。

五、小结

便秘一病困扰着众多患者，治疗便秘的方式有中西医结合，亦有采用中医外治，章教授追本溯源，以传统中药汤剂治愈了众多便秘患者。纵观其从"结"论治便秘用药，多以理气补虚药为主，临证以阳微结 – 少阳证最为常见，其次为阴结 – 太阴证。其临证用药虽寻常，却紧扣病因病机，并非见秘则泻，而是究其根本，从六经辨证施治，顾胃气、通腑气、调和阴阳。便秘一病，乃脾胃病中一隅，章浩军教授在六经辨治之上，创新性提出从"结"论治本病，此理论之提出已臻于完善，而基于关联规则运算章教授门诊便秘病人的用药情况，则是更为客观化、科学化和规范与标准化地总结了其从"结"论治便秘的用药经验，论治便秘常用药不过30余味，通过关联规则运算却得出了庞大的数据运算结果（在满足给定的参数设定下，关联2项时共获得7525条关联规则，11055项频繁项集；关联3项时共获得53427条关联规则，200000+项频繁项集），从中归结出章浩军教授临证用药，少阳重在燮理阴阳，太阴重在益气健脾，这便是通过数据挖掘技术将隐藏于寻常数据中的有意义联系发掘出来。数据挖掘技术的应用，将为名老中医的经验传承打下坚实的数据基础！

（黄毅凌）

第二章 跟师日记

第一节 疏利少阳枢机法治疗阳微结

2017 年 11 月 1 日 星期三 晴

记得 2017 年 9 月 29 日门诊来了一位中年女性，自诉反复出现排便困难 3 月余，不曾予以重视，未进行系统治疗，现再次出现排便困难，4 日未行，欲便难出，不成形，量少，平素大便溏结不调，伴腹部胀满，进食后明显，神疲乏力，口干口苦，心烦易怒，纳寐尚可，自觉小便量少。诊其舌淡苔黄微腻，舌下络脉迂曲，脉弦细。

我寻思着患者虽排便困难日久，然结合其症状、舌脉，本患者虚象不显，实证居多，正寻思多半需用承气汤类攻下。

只见老师处方：柴胡 30g，姜半夏 10g，生姜 30g，黄芩 10g，大枣 10g，炙甘草 10g，黄连 3g，党参 10g，干姜 10g，炒白术 20g，炒枳实 10g，茯苓 30g，桂枝 10g，白芍 10g。7 剂，每日 1 剂，1 日 2 次，早晚温分服。

我正纳闷，为何病人为排便困难所苦，而老师处方并未见一味攻下之药，此能解决病人所苦吗？

老师见我们面露疑惑之色，说道："你们是否在疑惑小柴胡汤本为和解少阳之主方，为何用以治疗本患者排便困难之症？"我们默默点头，老师继续说："首先，我们来看本患者的证候。结合舌脉，其实很容易可以看出患者属于三阳病范畴，太阳病显然不符合。大家或许疑惑为何不用承气汤类，关键便在于本患者并无阳明腑实之征。我时常和你们说，阳明腑实之征象是什么？或者说如何判断患者阳明腑实已成？"

只见师姐答道："手足濈然汗出及绕脐痛是阳明腑实已成之征。"老师继续说道："没错，然本患者并无此些症状，所以并非阳明腑实而成结，承气汤类显然不合适。我们再来看此患者腹部胀满，进食后明显，口干口苦，心烦易怒，少阳证显。我适才提到'结'这个字，大家是否注意到？大家回忆一下《伤寒论》第148条'伤寒五六日，头汗出、微恶寒、手足冷、心下满、口不欲食、大便硬、脉细者，此为阳微结'。'阳微结'之'结'字有两层含义：第一从症状看，指排便困难；第二层从病机分析，亦有气机抑郁不伸之内涵，需要注意的是这里的'阳微'并非是阳气微弱，意在说明邪结程度尚轻，是为了与'阳结'即热结阳明相区别。无疑，'阳微结'属于少阳病，仲景也为我们提供了治疗的思路，'可与小柴胡汤，若不了了者，得屎而解。'陈修园《内科要旨》亦言'盖阴阳之枢，操自少阳，非小柴胡汤不能转其枢而使之平'，故本患者可从疏利肝胆气机入手，采用小柴胡汤加减治疗。若仍'不了了'，怎么办？那么可酌加通便药。注意患者目前大便是不成形的，我在此处加了炒白术、枳实两味帮助通便；若患者大便坚，小便自利，则须去桂，加生白术，大家可以参照《金匮要略》23条，临床上处方用药细节亦不可忽略；如是则患者大便得通，诸症解。"

我们闻之频频点头，认真地记下老师所言，心中又有些许疑问："老师，我们在学习《伤寒论》第147条'伤寒五六日，已发汗而复下之，胸胁满微结，小便不利，渴而不呕，但头汗出，往来寒热，心烦者，此为未解也，柴胡桂枝干姜汤主之'似乎也与本患者症状契合，为何不选用柴胡桂枝干姜汤？不知道这两方在治疗'阳微结'时要如何鉴别选用？"

间歇正巧来了另一位患者，老师诊察完后，空闲之余继续说道："刚刚那个问题确实值得探讨一番。大家仔细看一下本方，是不是亦有柴胡桂枝干姜汤的意思在里面？细看本患者，排便困难，溏结不调，神疲乏力，亦有脾阳不足之象，确实契合柴胡桂枝干姜汤主治之胆热脾寒之机。关于这一点，刘渡舟老先生特别提出'可与小柴胡汤，不如柴胡桂枝干姜汤更贴切'。关于如何在临床上鉴别选用？关键在于有无'阴证机转'，这是陈慎吾老先生提出的。简而言之，柴胡桂枝干姜汤较小柴胡汤有少阳之邪转入太阴之象，本患者虽选用小柴胡汤加减，实则用药上已有柴胡桂枝干姜汤之义，大家回去仍需要细细研读体会才是。"

听了老师的话，茅塞顿开，期待患者反馈。

1周后，患者来诊，面露喜悦之象，说："大便情况好多了，每天排1次，不像之前时常出现不成形，现在偏干一些，肚子胀闷也比以前好，排便后肚子就不那么胀了，口干、口苦较前改善，小便也好多了。"查其舌脉：舌淡，苔黄微腻，舌下络脉迂曲，脉弦细。老师效不更方，再进3剂。

3天后，患者自诉大便日行1次，质尚可，腹部胀满较前明显改善，已无明显口干、口苦。再进3剂巩固疗效，嘱患者规律作息、饮食，调畅情志。

通过此案，收获颇多，老师通过本患者病案，向我们介绍了"阳微结"的病机，应用小柴胡汤加减治疗更是开拓了我们选方用药思路。同时，同是治疗"阳微结"，小柴胡汤和柴胡桂枝干姜汤的不同，更是启发了我们。诚如张仲景所言："观其脉证，知犯何逆，随证治之。"如是，应用小柴胡汤、柴胡桂枝干姜汤治疗大便不通，岂有不效之理？

（喻爱萍）

第二节　温阳补气法治太阴阴结

2018年8月15日　星期三　多云

今日门诊来一七旬老妪，急诉苦排便困难十余年矣，伴排便不尽、便质黏腻感，腹胀满，时有嗳气，常自感头晕，夜寐不佳，纳食一般，小便尚可，多处求医问药，述服药后可得暂解，然药尽症复，仍苦其病也。

现上症仍存，观其舌体舌淡胖苔白，按其脉濡缓。师问："汝等观之何病？"余答："尝拜读师之著作《六经辨治脾胃病》，似与'太阴阴结证'同，可诊为其病乎？"师曰："可。用药？"余答："不敢擅专，予书著之药——党参10g，干姜10g，炙甘草10g，生白术60g，枳实20g。"师曰：

"甚好。然，临床应辨证论治，不可拘泥于一方，可以上方为基础，加减一二。患者苦于此病十余载，情志受扰，肝气郁结于内，久郁化热扰心，故夜寐欠佳；上扰清窍致头晕。枳术丸虽可行中焦之气机，亦可解其苦，然若加柴胡、白芍、薤白，可直中'肝郁'之病机，疏肝解郁、升举阳气、行气导滞，药效更著；患者夜寐不安、情志不畅，是神机受扰所致，故补气的同时亦需兼顾安神，可予红参替换党参，红参既有党参之功效，又独有安神之优势，两兼其美。全方干姜温脾以助运，红参、白术、炙甘草益气补中安神，枳术丸合柴胡、白芍、薤白疏肝解郁、升举阳气、行气补气以通气滞不畅之肠道气机。诸药合用，共奏温中健脾、行气通下之功。"

学生曰："妙哉！"师曰："知其然亦须知其所以然，何人述其病机？"师姐答："盖乎老者，素体虚弱，加之太阴脏寒，阳气亏虚，阴寒凝结，阴气独盛，阳不足以化阴，阴寒阻滞肠腑气机，大肠传导失常而致大便反硬。老者十余载前亦有五旬余，已至天癸尽竭之年，机体已虚，须以上法治疗。吾思之，是否常用泻下之药解一时之苦，终致病情反复？"师曰："可询问之。"问之，果述苦病之时常内饮肠清茶或外用开塞露，虽解得一时之苦，然治标不治本。师曰："便秘可有阳结、阴结之分。阳结者，邪有余，宜攻宜泻也；阴结者，正不足，宜补宜滋也。然攻泻滋补亦看老少，古语云：'老年慎泻，少年慎补。'少年正气盛，以自身之正气对抗邪气，佐之泻下药助其攻下，则邪气速去而体复安；若予补药，则恐有壅滞之弊。老年气虚，无力对抗实邪、运动肠腑，须予滋补之药助其生气生血，令肠腑蠕动、实邪去焉；若与攻泻之药，邪可去，然正气更虚，此为焚林而猎之举，不可取。然'六腑以通为用'，与此可有矛盾之处，何人解答之？"师兄答："无。通之法，当随证而释，阴虚，滋阴即为通；阳虚，温阳即为通；气虚，补气即为通；血虚，补血即为通。非唯'通下'是为'通'。"师曰："善哉！然用药非非此即彼，配合用药是关键。如此患者体虚，多气机不畅，纯用补药，恐壅遏气机，虚不受补，故补益中稍佐行气药，取其动补之意，即所谓宜动补而忌呆滞。"

患者服药7日余，询问之，诉可通便矣，余诸症皆有改善。嘱其按原方再进5剂，若有余不适，复来就诊。

六腑以通为用，便秘之治疗大法亦以通为要，"通"非独泻下，实则以泻为通，虚则以补为通。本病例为七旬老妪，素体虚弱兼之久病，故治以"理中汤合枳术丸"加减温补阳气之法，效益颇佳。此时慎用清泻通肠之剂，否则易犯虚虚之戒。

（苏君蓉）

第三节　寒温并用治疗泄泻病

2017 年 11 月 14 日　星期二　晴

今日门诊来了一中年大叔，一坐下就诉苦："医生，你快帮我看看，我肠胃向来不好，现越发严重了！"根据患者的描述，我们了解到：该患者近 5 年来反复出现排便次数增多，日解 3 ～ 4 次，大便稀溏不成形，进食生冷食品后症状明显；10 余天前，患者因过量饮酒、暴食后，上述症状再发，伴腹部隐痛、喜按，自行服用藿香正气散、参苓白术散等中药制剂后症状稍好转，但反复发作，纳少，寐可，小便自利。诊其舌质淡红，苔黄腻，脉弦细。

见老师处方：乌梅 20g，花椒 10g，细辛 6g，干姜 10g，黄连 3g，当归 10g，黑顺片 10g，桂枝 10g，黄柏 10g，红参 10g，白芍 10g，炒枳实 10g，柴胡 10g，炙甘草 10g，茯苓 30g，炒白术 20g。5 剂，日 1 剂，分早晚冲服。

为何老师用乌梅丸治疗本患者之泄泻？请教老师遣方用药思路。

老师言道："脾胃为人体气机枢纽，脾升胃降则阴阳顺接；若中气不运，胃逆脾陷，则阴阳之气不相顺接而致厥阴病，诚如《伤寒论》第 337 条云：'凡厥者，阴阳气不相顺接，便为厥。'厥阴乃六经之末，此时阴阳各趋其极，表现多为寒热错杂。细观本患者病程已久，寒象明显，本次因过量饮酒、暴食后再发，结合患者舌脉，亦见热象，单纯健脾运湿疗效欠佳，故治当寒温并用、温脏清热，可参见《伤寒论》第 338 条云'……厥者，乌梅丸主之。又主久利'。"

二诊，患者大便基本成形，日行 2 ～ 3 次，舌淡红苔白微腻，仅舌根微黄。效不更方，再进 3 剂，以固其效。

三诊，患者诉大便偏软，日行 2 次，嘱其清淡饮食，忌饮酒、暴食。

从本患者所获佳效可见，六经辨证并不仅仅局限于外感病的诊治，在内伤杂病论治上同样卓有成效。临证须辨清寒热虚实，寒者热之，热者寒之，虚则补之，实则泻之，寒热虚实错杂者应寒温并用、攻补兼施，方可奏效。

（杜思霖）

第四节　六经辨证治疗泄泻病

2017 年 11 月 1 日　星期三　晴

10 月 11 日门诊来了一位老年男性，自诉反复出现大便稀溏近 15 年，不曾予以重视，未进行系统治疗，近 1 月再发并加剧。现症可见：大便稀溏，日解 2～3 次，夹少量黏液，伴腹部闷痛，便后症减，情志不遂时或进食生冷后症状加剧，恶心欲呕，口苦，四肢欠温，纳少，夜寐欠安，神疲乏力，面色少华，小便尚调。诊其舌暗淡苔黄微腻，脉弦细。

慢性泄泻，古代诸医根据"久病必虚""久病及肾"的论点，大多数偏重于补脾或补肾，这对于无邪而纯虚者或能有效，然对于虚实夹杂之证则难见效，本患者便是寒热虚实错杂之证。

只见老师处方：柴胡 10g，姜半夏 10g，黄芩 10g，黄连 3g，党参 10g，干姜 10g，炒白术 20g，炙甘草 10g，大枣 10g，生姜 10g，厚朴 10g，茯苓 30g，桂枝 10g，白芍 10g。7 剂，水煎内服，日 1 剂，早晚温分服。

二诊，患者诉服药后已无明显恶心欲呕、口苦，但大便仍日解 2～3 次，质稀溏，伴腹部闷痛，四肢欠温。诊其舌脉：舌淡暗苔微黄腻，脉细弦。只见老师改方如下：乌梅 20g，细辛 6g，桂枝 10g，黄连 3g，黄芩 10g，当归 10g，党参 10g，干姜 10g，黑顺片 9g，柴胡 10g，枳实 10g，木香 10g，生牡蛎 20g，天花粉 10g，炙甘草 10g。5 剂，水煎内服，日 1 剂，早晚温分服。

三诊，患者诉昨日解大便 2 次，尚可成形，腹部偶感闷痛，口干、纳寐改善，舌淡暗苔薄黄，脉细。守上方再进 7 剂，以固其效。

随访患者诉日解大便 1 ~ 2 次，质软，余无明显不适，纳寐尚可。

纵观此案，疗效颇佳，然有所困惑，本患者初诊选用小柴胡汤合理中汤治疗有所见效，为何后改方乌梅丸治疗，请教老师辨证选方思路。

老师言："本患者所苦之泄泻，初诊可见太阴之寒证，亦有少阳之热证，结合舌脉，考虑本患者为少阳太阴寒热利，予'小柴胡汤合理中汤'加减，意在令少阳枢机得利，太阴脾土得温，期泄泻可止；然本患者服用本方后，少阳枢机得利，已无恶心欲呕、口苦等症，大便稀溏却无明显改善，细思本患者大便稀溏近 15 年，结合《伤寒杂病论》第 338 条'伤寒……乌梅丸主之，亦主久利'，刘完素亦曾言'久泻乏效，仲景论厥阴经治之是也。'是证相符，故选乌梅丸化裁。本方酸甘辛苦，集寒热药物于一方，辛通酸敛，寒热错杂并治，虚实兼顾，使气机得以调畅，中焦得以调和，则下利之证可除。"

正如柯韵伯所言"原夫仲景之六经，为百病立法，不专为伤寒一科，伤寒杂病治无二理"，章师应用六经辨证执简驭繁，不难看出本患者之下利关键在太阴，而与少阳、厥阴密切相关，随证施治，效若桴鼓。

（喻爱萍）

第五节　大补元气法治疗泄泻病

2018 年 3 月 9 日　星期五　晴

今日门诊来了一位老年女性，极度虚弱，家属代诉："章主任，您好！我妈妈上次吃了个包子，不知道怎么回事，一直拉了两个月的肚子。"细问具体症状，得知患者近两月来日解稀便 10 余次，色稍黄，夹有大量黏液，夜间尤甚，伴腹痛，喜温喜按，泻后痛减，反酸、嗳气、恶心欲呕，口干，肛门脱垂感，精神极度疲乏，形体消瘦，畏冷肢凉，纳寐差，小便尚可。诊其舌淡红无苔，脉细弱，按之腹部松软。

章师处方：红参30g，白术60g，柴胡6g，升麻10g，生姜50g，大枣10g，枳实10g。3剂，水煎内服，日1剂，早晚温分服。

二诊，患者诉服药后排稀便3～4次，量少，伴腹痛减轻，已无恶心欲呕，反酸、嗳气减轻。诊其舌脉：舌红，有苔初生，脉较前稍有力。予上方改生姜为干姜10g，薤白10g，炙甘草10g，续服7剂。

三诊，患者诉服药期间排便情况明显好转，然因不慎着凉后出现日解稀便6～7次，夹有黏液。嘱其续服上述中药，注意防寒保暖。后诉排便次数减少，无明显腹痛不适，纳明显好转。

思本患者之证为太阴少阴久利，可予附子理中丸温阳健脾止泻，询问章师是否是辨证出现偏差？为何不用此方？

章师言："患者因饮食不洁出现解黏液便，日10余次，结合伴随症状，可辨为太阴少阴久利证；另患者又见反酸、嗳气、恶心欲呕，结合舌脉可得患者有胃气衰败之象。仲景云'人受气于水谷以养神，水谷尽而神去，故云安谷则昌，绝谷则亡'，无形之气所当急固，目前当务之急应大补元气、升阳举陷，选方以大量红参、白术大补元气，扶阳固脱；'凡十一脏皆取决于胆也。胆者，少阳春生之力，春气升则万化安。胆气春生，则余脏从之。胆气不升，则飧泄肠澼，不一而起矣'，故取柴胡、升麻升阳举陷，更借其春生之力，助生胃气；大量生姜取止呕之效，合大枣辛温益脾胃元气，佐枳实梳理脾胃升降气机。全方本急则治其标之义，药专力宏，重在补气升阳，兼以梳理脾胃升降之机。附子理中丸重在温阳健脾，是太阴少阴久利正治之法。然本患者日下利次数较多，有元气欲脱、胃气衰败之象，当务之急应固其气、助其阳，故予上方大补元气、扶阳固脱，待患者胃气生发，便可用附子理中丸缓缓图之。"

急则治其标，缓则治其本，本证温阳健脾止泻法亦为正治，然此时患者元气欲脱，胃气有衰败之象，当以大补元气、扶阳固脱为急，临证可举一反三。

（喻爱萍）

第六节　乌梅丸治疗泄泻病

2018 年 10 月 10 日　星期三　晴　寒露

泄泻，为临床常见疾病，是指排便次数增多，粪质稀溏或完谷不化，甚至泻出如水样为主症之病证。

今日随章师门诊，来诊一男性，何某，44 岁，诉其反复腹痛便溏 1 月余，腹痛即便，便后痛止，且偶于痛剧时出现手足逆冷，偶有恶心呕吐，无腹部胀满，平素心烦易怒，食可寐安，小便调。舌淡红、舌体胖大，苔白，脉细。曾行电子肠镜，示：溃疡性结肠炎。见师诊断：泄泻，厥阴下利证。

见师处方：乌梅 20g，细辛 6g，桂枝 10g，黄连 3g，黄柏 10g，当归 10g，干姜 10g，红参 10g，吴茱萸 10g，炙甘草 10g，生姜 10g，白芍 20g。7 剂，日 1 剂，分早晚开水冲服。

余观师之处方乃乌梅丸加味，师曰："乌梅丸，《伤寒论》厥阴病篇首方，主治蛔厥，亦主久利，见之寒热错杂证。"

余观患者上焦热甚，平素心烦易怒；中焦、下焦虚寒，腹痛腹泻，恶心呕吐；阳虚生内寒，阳气无以运达四末，故见手足逆冷。合而参之，是为"寒热错杂、上热下寒"之证。故予乌梅丸清上温下，重用乌梅涩肠止泻，为君药；辅以细辛、桂枝、干姜、吴茱萸辛温热，以祛下寒；黄连、黄柏苦寒清上热；红参、当归补气养血；白芍加量，配以炙甘草，酸甘敛阴，缓急止痛；生姜温胃止呕。全方为乌梅丸去附子、花椒加味。余思忖师之观点，虽患者主症总以寒证多于热证，治疗须热药多于寒药，但本方之所以去附子、花椒，恐为惧方中辛热之品繁多助热，加剧上焦热盛。

师之处方，精准之处可见于一方、一药及用量，惟恐"失之毫厘，差之千里"，可谓"妙"哉，值得余毕生学习。

（袁晶莹）

第七节　清上温下法治疗吐酸病

2019 年 3 月 5 日　星期二　小雨

今日随章师门诊，见一男性患者，诉其近半个月来反复呕吐清水痰涎，苦不堪言，伴见胃脘部痞满，按之胀痛不适，平素食欲不振，大便稀溏，一日 1～2 次，观其舌质暗、舌尖稍红，苔白润，脉弦滑。章师思索片刻，予处方如下：制吴茱萸 10g，红参 10g，大枣 10g，生姜 50g，干姜 10g，炒白术 20g，茯苓 30g，桂枝 10g，白芍 10g，炙甘草 10g，姜半夏 10g，黄连 3g，瓜蒌 10g。3 剂，日 1 剂，分早晚 2 次冲服。

看到章师所示处方，我心中略感不解，吴茱萸汤温中补虚，而小陷胸汤为清热化痰之剂，为何将两方同用？待闲时，章师为我们解惑：初看该患者，似为脾胃虚寒之证，因其胃阳不足，无以运化水谷精微，致使饮停中焦，胃失和降，浊阴上逆，故见呕吐清水痰涎；因脾阳虚损，无以分清泌浊，故见大便稀溏。按照《伤寒论》第 378 条"干呕，吐涎沫，头痛者，吴茱萸汤主之"所言，当以吴茱萸汤治之。然而仔细观察，却能发现该患者胃脘痞满、按之则胀痛不适，观其舌质暗、舌尖稍红，似有热象，故而不能单纯将患者诊为寒证，应在此基础上再进一步考虑到患者中焦气机失常，痰饮内停，并上逆滞于心下，郁久化热，发为痰热互结之结胸证，《伤寒论》138 条言："小结胸病，正在心下，按之则痛，脉浮滑者，小陷胸汤主之。"由此发现，将症状仔细剖析后，此人实际上是上热下寒、虚实夹杂之证，故予吴茱萸汤合小陷胸汤加减。方中吴茱萸汤温中补虚、降逆止呕；小陷胸汤清热化痰、宽胸散结；再加桂枝、白芍、炙甘草三味药合为桂枝汤，以滋阴和阳；茯苓、白术健脾祛湿。全方共用，上清胸脘之痰结，下补脾胃之虚寒，以资其效。

果然，3 日后患者来复诊时，高兴地表示其呕吐清水痰涎、胸脘痞满按痛等症状均有了明显的改善，大便一日一解，可成形，质偏软，食欲仍不佳。故于前方基础上改炒白术 20g 为生白术 60g，并加用炒枳实 20g，合为枳术丸，再进 7 剂，以健脾消食、行气化湿，巩固疗效。后患者未再来诊，电话随访得知其症状基本改善，生活质量有了极大的提高。

由此可知，但凡辨证施治，不可拘泥于表象，应深入探寻疾病的机理，追寻其发生、发展的全过程，对症用药，方可中病。

（杜思霖）

第八节　温阳补虚法治疗呃逆病

2018 年 9 月 26 日　星期三　晴

今日门诊来了一位愁容不展的青年男子，见其面色少华，精神疲乏，呃声频频。待男子坐下一番询问，知其呃逆已半月余，现症见：呃逆频繁，呈持续性，进食生冷后明显，得温后可缓解，纳寐欠佳，精神疲乏，小便调，大便稀溏，日行 1 ～ 2 次，其舌脉为舌淡苔薄白，脉沉。

吾沉思"呃逆"，过去称为"哕"，早在《素问·宣明五气》中就有提及"胃为气逆，为哕"，朱丹溪在《格致余论·呃逆论》有言："呃，病气逆也，气自脐下直冲，上出于口而作声之名也。"心中明了胃失和降、气逆动膈是其病机。

章师处方如下：吴茱萸 10g，生姜 50g，大枣 10g，姜半夏 10g，茯苓 30g，白术 60g，干姜 10g，枳实 20g。7 剂，水煎服，日 1 剂，温分服，并配合腹部温灸以温中暖胃。

二诊，患者诉呃逆已基本缓解，纳寐较前改善，大便质软，日行 1 ～ 2 次。守上方再进 5 剂巩固治疗。

纵观本案，疗效显著，然心中仍有疑惑。从症状看，本患者病性属虚属寒，病在脾胃，那可否用小建中汤、理中汤类药物，佐加和胃降逆的药？就这些问题与老师交流，询问老师本患辨证选方用药思路。

老师悉心解惑道："本案患者呃逆半月余，进食生冷后加剧，得温则减，《灵枢·口问》有言'谷入于胃，胃气上注于肺，今有故寒气与新谷气，俱还入于胃，新故相乱，真邪相攻，气并相逆，复出于胃，故为哕'，《伤寒论》第226条亦言'若胃中虚冷，饮水则哕'可得以其阳明胃中寒冷所故也。胃阳虚寒之邪内居，不能纳食，且饮食生冷后胃中不化，胃气不降，故为哕，故方选吴茱萸汤温阳暖胃、补虚降逆，须知小建中汤、理中汤均以温脾阳为主，其病在太阴，即便佐加和胃降逆药物，仍不合病机，此为误也。"

老师继续提醒道："吴茱萸汤在应用时须谨记重用生姜，亦不可用干姜易生姜。《本草经疏》曰：'生姜所禀，与干姜性气无殊，消痰、止呕、出汗、散风、祛寒、止泄、疏肝、导滞，则功优于干姜'。因考虑患者大便稀溏，以其平素饮食不节，损伤脾气，脾失运化所致，《丹溪心法》言：'凡饮食不节，脾胃受伤，不能递送，宜枳术丸。'故又合用了枳术汤补脾益气，大气一转，其气亦可下。全方共奏温阳暖胃、补虚益气功效，浊阴得降，清阳得升，则呃逆、排便稀溏均可除。"

经此一案，不甚感慨老师六经辨证之精准，用药之精敏，所谓"差之毫厘，失之千里"，只有辨证准确，用药得当，方能成效。

（林舒婷）

第九节　温阳化气法治疗唇风病

2017年11月20日　立冬　晴

剥脱性唇炎是由化学物、日光或不明原因所致的口唇的慢性炎症，主要表现为红肿、渗出、结痂及脱屑，多见于下唇。本病与中医学"唇风""紧唇""潘唇"相类似，如《外科证治全书·唇风》记载："唇风多生下唇，初发痒红肿，日久破裂流水，疼如火燎，似无皮之状。"

一日跟诊，来了一位中年妇女，自诉为口唇干裂疼痛所苦多年，每于秋冬季节发作，初时发痒，日久则破裂疼痛难愈，求诊于各处未果，症见唇部皮肤干裂，以下唇严重。只见老师经过一番问诊及望舌切脉后，处以黑顺片10g，干姜10g，炙甘草6g，茯苓30g，白术20g，白芍10g，红参10g，肉桂 5g。5 剂，日 1 剂，早晚冲服。

这不正是"真武汤"化裁吗？我心中不禁疑惑，为何用温热药治燥病，岂不是火上浇油。就在纳闷之际，老师便开始为我们解疑了："这个病案非常典型，患者以口唇干裂疼痛为主要症状，属于中医学里的唇风，临床上很容易陷入这样的误区，一见燥病便想到清燥生津，这样看病的话就完全背离了中医辨证论治的精髓所在。看这位患者舌质淡而不红，脉象细弱，无明显热象，再仔细询问患者虽然口干，但饮水不多且喜热饮，兼见平素畏寒肢冷，大便稀溏，为何寒象如此明显的患者会出现口唇干燥的现象呢？

正如《素问·阴阳应象大论》所说：'清阳为天，浊阴为地；地气上为云，天气下为雨；雨出地气，云出天气'，中医学认为，人与天地相应，大自然中的这种阴阳交泰从而云升雨降、大地润泽的象，引申到人身上同样适用。口唇位于人体之上部，就好比天，天上的云彩源于地气上腾。人体一身之水气依靠肾中阳气推动，肾阳足则温化膀胱之水，化而为气，上输于肺，肺主通调水道，输布水气于五脏六腑，外达周身肌表。理清了病因病机，治法方药也就清晰了。明白了这种中医思路，可使你们一生受用。"

正所谓"师傅领进门，修行在个人"，经老师点拨后重新辨证分析，患者平素畏寒肢冷、大便稀溏、舌淡脉细等阳虚之象显著，阳虚则水不化气，津难上承，故口唇干燥；阳虚则寒，水气遇寒则凝，化而为湿，寒湿相搏，故大便稀溏，四肢不温。《伤寒论》第 316 条曰："少阴病，二三日不已，至四五日，腹痛，小便不利……或下利，或呕者，真武汤主之。"第 82 条曰："太阳病发汗，汗出不解……振振欲擗地者，真武汤主之。"抓住病机同为阳虚气化不利，处以真武汤温阳化气，白术、附子相合为用，温阳除湿，茯苓、干姜助术附以化气行水，佐以红参、肉桂以补其虚，药物和合，重在治本。

果然患者一周后复诊说，这药吃下去很舒服，嘴唇干裂好多了，口中有津液，怕冷也好转了。临床疗效是检验辨证准确与否的唯一标准，中医的根在于辨证论治，把握住这一方向，不断提高辨证思维能力，才能更好地服务于临床。

（张杨帆）

第十节 六经辨证治疗胃痞病

2018 年 8 月 27 日 星期一 阴

今日吾随章师门诊，来了一位年轻的女士，身形瘦小，精神疲乏，面色欠华，心中诧异为何如此年轻，会这般状态？细细询问，患者诉反复胃脘部胀满已一年多，久治不愈。现症见：胃脘部胀满不适，按之不痛，触之无形，午后或夜间尤甚，伴胃脘部隐痛、嗳气，偶有胸闷、心慌不适，神疲乏力，脸色少华，形寒肢冷，纳寐欠佳，大便日解 1 次，质较软，小便自利，舌淡胖苔白腻，脉沉细。

吾沉思，本证在《黄帝内经》多称否、痞、痞满或痞塞，《素问·至真要大论》曰："太阳之复，厥气上行……心胃生寒，胸膈不利，心痛痞满。"《伤寒论》中更是明确指出："满而不通，此为痞。"可知本患者所得为胃痞，当以理气消痞为正治。

只见老师处方：干姜 10g，红参 10g，白术 60g，桂枝 10g，白芍 10g，生姜 30g，大枣 10g，柴胡 10g，枳实 20g，茯苓 30g，炙甘草 10g。7 剂，水煎内服，日 1 剂，早晚温分服。

二诊，患者诉胃脘部胀满、形寒肢冷较前改善，然仍有胸闷，大便较稀。诊其舌脉：舌淡胖苔白腻，脉沉细。见老师改方如下：桂枝 10g，白芍 20g，生姜 10g，大枣 20g，柴胡 10g，枳实 20g，茯苓 20g，生白术 60g。3 剂，水煎内服，日 1 剂，早晚温分服。

三诊，患者诉症状较前明显缓解，观其面色红润，精神好转。守上方 5 剂巩固疗效。

纵观该案，疗效明显，但心中有所疑虑，请教老师为何要用温补脾阳、升阳益气法治疗本患者，而不以行气消痞为主呢？老师言："《黄帝内经》言：'治病必求于本。'临床诊病须究其根源。本患者胃脘胀满，自利，形寒肢冷，神疲乏力，纳寐差，当思及太阴病提纲证'太阴之为病，腹满而吐，食不下，自利益甚，时腹自痛。若下之，必胸下结硬'，可得本患者为太阴

'脏寒'证，由脾阳不运，升发无力，寒湿内阻所致，宜选理中汤温中散寒，脾阳得温，始复运化之机，再借桂枝汤助其升发之气，气升则万化安，胃脘痞满可消。'病发于阴，而反下之，因作痞也'，本患者所患为阴证、寒证、虚证，故治疗上切忌用下法，亦不可不顾其本虚之基础，单纯大量应用行气药物，只恐更加耗气，使脾阳虚甚，寒邪凝结难散。"经吾师一解，茅塞顿开。

临证治病必求于本，谨察阴阳之所在而调之，虚则补之，实者方可泻之，寒者热之，热者寒之。诚如《素问·阴阳应象大论》曰："以我知彼，以表知里，以观过与不及之理，见微得过，用之不殆。"如是则诊无过矣。

（林舒婷）

第十一节　寒温并治阳明太阴腹胀病

2018 年 11 月 15 日　星期四　晴

今日门诊，一位年轻小伙来求诊，诉其两月余来畏冷，手足酸麻，头晕，口眼干涩，腹胀，纳欠佳，小便黄、不畅，大便溏，夜寐差，舌淡胖边有齿痕，苔薄白，脉濡缓。

章师处方：桂枝 10g，滑石 10g，阿胶 10g，猪苓 10g，柴胡 10g，茯苓 30g，干姜 10g，炙甘草 10g，红参 10g，白术 60g，麸炒枳实 20g。7 剂，水煎内服，日 1 剂，早晚温分服。

二诊，患者诉服药后小便色淡黄，排尿顺畅，睡眠较前好转，仍见口干、手足酸麻。诊其舌脉：舌淡胖边有齿痕，苔薄白，脉沉迟。予前方减阿胶、红参，进服 14 剂。

三诊，患者诉服药期间不慎外感，偶有咳嗽，手足偶感酸麻，夜寐欠佳，余症均明显好转。予二诊方加厚朴 10g，杏仁 10g，龙骨 10g，牡蛎 10g。续服 7 剂。

章师言该患者症状较多，从其"口眼干涩，小便黄、不畅，夜寐差"等症易辨为阳证；观前医之药，诸方皆为银翘解毒散等辛凉之品，可解其病情一二，然未见病之要害。章师嘱余细观其面色、舌、脉，其面色偏白少华，舌淡胖边有齿痕，苔薄白，脉细，一派阳气不足之象，余方恍然，该患病本为中阳不足之证，久服寒凉，脾阳逾损。太阴脾主运化水谷，主四肢、肌肉，《素问·异法方宜论》云："脏寒生满病。"是责之于脾，脾阳不足，运化失司，水湿内生，湿气淫溢于四肢，气脉不能畅通，则见手足酸麻；中气呆滞，则腹胀、食欲不佳；脾阳不升，肝木不达，郁而生热，湿热相合，传于膀胱，膀胱为太阳之府，正如《伤寒论》223条言："若脉浮发热，渴欲饮水，小便不利者，猪苓汤主之。"张锡纯在《医学衷中参西录》中说："太阳之府蕴有实热，以致小便不利，而热之入于阳明者，不能由太阳之府分消其热下行，转上逆而累及于肺，是以渴欲饮水也。"故见小便黄、不畅，兼见口眼干涩。故章师以理中汤为主方温中散寒、补气健脾，又合五苓散加猪苓汤之意以温阳化气利水，兼以清利膀胱湿热，补中不滞，寓枳术丸健脾行气化饮。全方寒温并用，攻补兼施，方中干姜温运中焦，以散寒邪；红参补气健脾，协助干姜以振奋脾阳；白术健脾燥湿，以促进脾阳健运；桂枝温阳化气，与柴胡共奏疏肝升阳之效；滑石、猪苓、茯苓、阿胶既淡渗利湿、引热自小便出，又能防诸利水之药有损于少阴；枳实为行气之要药，配合白术以健脾消滞；炙甘草调和诸药而兼补脾和中。

通过该病案，我深感看病若作真书，不可断章取义，以偏概全。宜望、闻、问、切四诊合参而辨其要害，方可驭繁从简！

（黄子瑜）

第十二节　养阴益胃法治疗胃脘痛病

2018年7月18日　星期三　晴

今日门诊，一位中年大叔来求诊，诉近一个月以来胃脘部时有胀痛，口干喜冷饮，然饮冷水后胃不适反加重，纳寐差，大便干结，2日一行，小便自调，舌质红，苔薄稍黄，脉沉细。追问病史得知：患者平素嗜食辛辣，自入夏以来常与好友在大排档肆食辛辣烤炙之品，发病后曾自行就诊于某卫生所，服西药数日稍好转，药停则复发如初。

余初闻其症，寻思患者大便干结，2日一行，胃脘部胀痛，口干喜冷饮，乃是阳明实热证。实则不然，章师临床执教多年，知此处乃学生易误点，提点道："审症求因，胃病病因大体分为外感及饮食所伤，如《灵枢·小针解》所言'寒温不适，饮食不节，而病生于肠胃'，今此患者并无外感病史及外感症状，然平素喜食辛辣制品，入夏后尤甚，而后出现此症状，可见患者是过食辛辣而伤胃阴。《素问·调经论》曰：'帝曰：阴虚生内热奈何？岐伯曰：有所劳倦，形气衰少，谷气不盛，上焦不行，下脘不通，胃气热，热气熏胸中，故内热。'此病胃阴虚，虚火无以压制，灼痛胃腑，热郁胃中，胃气不畅则生胀痛，虽口干喜冷饮，然饮入于内，终是脾胃虚无以运化，水停于内，故患者反感不适加重；胃阴虚内热，蒸灼津液，大肠失于濡润，致使大便干结；另患者舌质红，苔薄稍黄，脉沉细，可证实此是胃阴亏虚，虚火灼胃所致。"

老师处沙参麦冬汤化裁：北沙参15g，玉竹15g，天花粉10g，香附10g，枳实10g，白扁豆10g，麦芽15g，仙鹤草10g。共5剂，水煎内服，日1剂，早晚温分服。

二诊患者胃痛明显好转，仍有胀闷感，口干好转，舌质红，苔薄白，脉沉细。续前方减北沙参，玉竹为10g，加陈皮10g，山楂10g以加强理气消胀，继服2剂。

随访，患者诉服上述药后已无明显不适，嘱其注意饮食调护。

由此案自省：临诊判断证候不得断章取义，必须抓主症，明阴阳。正如《素问·阴阳应象大论》言："善诊者，察色按脉，先别阴阳；审清浊，而知部分；视喘息，听音声，而知所苦；观权衡规矩，而知病所主；按尺寸，观浮沉滑涩，而知病所生。以治无过，以诊则不失矣。"此病本是阴虚而表现为阳证，须全面思考加以辨别。阴阳二字虽简单，而临床证型多端，须多加揣摩，方能不犯虚虚实实之弊，如此则无失矣。

（袁旺新）

第十三节 半夏泻心汤治疗胃脘痛病

2018 年 9 月 5 日 处暑 雷阵雨

今日随章师门诊，见一五旬妇女求诊，诉其反复上腹部疼痛半年余，痛势不剧，无特定时间发病，偶伴有反酸，无腹胀腹泻，无嗳气呃逆等，夜寐欠安，盗汗，纳食一般，二便尚调，面色欠华，舌红苔黄，脉弦细。追问病史，诉其去年因"乳腺恶性肿瘤"行"乳腺切除术"及术后化疗，月事已绝。

见章师处方：姜半夏 10g，炙甘草 10g，干姜 10g，黄芩 10g，黄连 3g，生姜 10g，红参 10g，柴胡 10g，炒枳实 10g，白芍 10g，茯苓 30g，桂枝 10g，大枣 10g。7 剂，日 1 剂，分早晚冲服。

二诊（2018 年 9 月 12 日）：患者诉仍偶有反酸，余症较前减轻。故予守上方加陈皮 10g，姜厚朴 10g。7 剂。

三诊（2018 年 9 月 19 日）：患者诉偶有胃痛，故守一诊方以巩固疗效，并嘱其平素宜进食清淡易消化的食物，细嚼慢咽，避免进食辛辣刺激的食物及药物。

余观患者病史，乃胃脘痛也。胃脘痛，是指以上腹胃脘部近心窝处疼痛为主症的病症。章师道："患者自去年术后始长期使用化疗药物，损伤脾胃，故发本病。胃气上逆，见反酸；'胃不和则卧不安'，故见夜寐欠安；土虚木乘，郁而化火，见之寒热，故见盗汗。四诊合参，为寒热错杂证。"《素问》云："治病必求于本。"故临证时当辨清寒热虚实，热者寒之，寒者热之，寒热错杂者，法当寒温并用。故此，章师以姜半夏、干姜散寒降逆，黄芩、黄连苦降清热，红参、甘草、大枣补益中气，再加以柴胡清热，白芍缓急止痛，枳实、陈皮、姜厚朴行气，茯苓健脾。诸药成方，共奏辛开苦降、平调寒热、行气止痛之功。

（袁晶莹）

第十四节　温中散寒法治疗胃脘痛病

2019 年 3 月 13 日　星期三　晴

今日跟师，见一中年女性坐于候诊椅上，双手总是不自觉地放在胃脘部，我便猜测：此患者必是有胃脘痛。果不其然，该患者以"胃脘部隐痛 1 周"为主诉，且伴有恶心呕吐，稍有怕冷，咽干，无反酸嗳气，纳尚可，寐欠佳，小便调，大便时干时稀，舌淡暗偏胖，边有齿痕，脉滑。章师方选理中汤加减：红参 10g，炙甘草 10g，白术 20g，干姜 10g，乌梅 20g，桂枝 10g，白芍 10g，生姜 10g，大枣 10g，茯苓 30g，百合 10g，生地黄 20g。共 7 剂。

此患者病情较简单，故章师以此为例向我们分析病情：诊胃脘痛可从"阳明实证""太阴虚证""少阳虚实证"三大证型入手，又据清代医家柯韵伯提出"实则阳明，虚则太阴"，此患者欲以手捂胃脘部，且痛为隐痛，故诊断为"太阴证"，且此患者兼有怕冷的情况，至此很多同学便知道可从理中汤入手了；然而也有些同学会被患者"咽干""寐欠佳"等症状迷惑，误认为是胃阴虚内热所致，章师强调抓住主症用方，其余兼证便随之而解。该患者咽干乃太阴脾虚，胃中虚寒，气机不利，津液无法上承所致；"胃不和则卧不安"，患者胃脘部隐痛致其夜寐难安，故章师在理中汤的基础上加了桂枝汤和百合地黄汤，既可调和营卫，舒畅气机，解咽干之不适，也可敛阳入阴，安神改善睡眠。至此以温中散寒、和胃止痛为主，兼以调和营卫安神的理法方药便形成了。

旬日之后，我忽然想起这位阿姨初诊后十来天了，也没有来复诊，便以电话回访的形式拨通了那位阿姨的电话。阿姨听到电话，很开心地回答我说上回吃了五六帖药后便好了，诸症消失！便没有再来复诊了。遗憾的是那位阿姨可能因为工作太忙，没有将当时的舌苔照片发给我以作前后对比。

"胆欲大而心欲小，智欲圆而行欲方"，章师常以唐代孙思邈的这句话教导我们，在临床上仔细分析得出结论，要大胆地开出心中想到的方，不能畏手畏脚，否则不仅会被病人病情所迷惑，还会因顾虑太多、药方过于复杂而影响疗效。有是证用是方，主要问题解决了，次要问题也就随之消散了。

（袁旺新）

第十五节　六经辨治腹痛病

2018 年 8 月 6 日　星期一　小雨

今日随章师门诊，遇一中年男子求诊，神态痛苦，手按少腹，极欲弓腰，当痛剧，其诉腹痛年余，未予重视，近日加剧，难以忍受。细细问之，腹部疼痛甚，手捂少腹可稍缓解，胃口不佳，饭量减少，畏冷，口干喜饮热水，四肢欠温，大便日解 1 次，偶解稀便，小便不利，舌淡苔白，脉沉细。腹诊：按之腹软，左少腹压痛，无反跳痛，未触及肿块。

老师处方：桂枝 10g，芍药 20g，炙甘草 6g，生姜 10g，大枣 10g，附子 10g。3 剂，日 1 剂，分早晚温服。

章师言："此患者依六经辨证应辨为三阴寒结腹痛证。《伤寒论》第 273 条曰：'时腹自痛。'太阴脏寒，脾失运化，寒湿下注，则腹痛。307 条曰：'少阴病……腹痛，小便不利。'肾阳亏虚，阴寒之邪凝滞，气机不畅，则腹痛，且其小便不利亦为寒邪阻遏水道，水道不通则小便不利。第 340 条曰：'病者手足厥冷，言我不结胸，小腹满，按之痛者，此为冷结在膀胱关元也。'患者四肢厥冷，少腹按之痛，为寒邪凝聚膀胱关元，下焦气化不利，阳气难以达至四末。本患者三阴寒结已成，当调脾和中止痛。"

余心下沉思，可否予小建中汤加减？然观老师处方，此方看似小建中汤却无饴糖，无饴糖则非小建中汤。吾心中不解，问曰："患者一派中虚脏寒之象，何故不用小建中汤温中补虚、缓急止痛？"师曰："汝未细看为师处方。汝观此乃何方？"仔细辨之，似乃桂枝加芍药汤加附子。师曰："正解。桂枝加芍药汤与小建中汤有何区别？"吾答："桂枝加芍药汤为桂枝汤倍芍药，小建中汤为桂枝汤倍芍药加饴糖，两方仅差一味饴糖。"师曰："汝切莫小看两方仅一味药之差，其寓意已然不同。小建中汤以饴糖为君，饴糖补虚，温补中脏，故此方重在温中补虚，止痛之力不若桂枝加芍药汤合附子。本患者痛剧，不堪忍受，此时止痛为重，故予桂枝加芍药汤温阳散寒、和中止痛，并配合附子增强散寒止痛之效，补虚之法可待痛减后行之。"余恍然大悟。

3日后患者前来复诊，诉少腹疼痛较前明显减轻，余症均有好转，偶感乏力。师予上方加干姜、白术增强健脾之功效，续服7剂，嘱其忌冷饮，宜服热汤，观其后效。

三诊，患者诉已无腹痛，大便日解1次，均成形，小便自利。触其手足，肤温较前明显回升。故守前方，再进7剂。

由此案得：临证之时，观其脉证，应纵观全局，不可偏颇。若见虚只知补，恐难见成效，徒增病人痛苦，甚至延误病情，实乃从医者之大忌！正如《黄帝内经》所言："视其虚实，调其逆从，可使必已矣。""治反为逆，治得为从。"唯有反复推敲，细细辨证，用药方能准确。吾能得师如此循循善诱，启发思维，实乃大幸！

（郑祎）

第十六节　扶正祛邪法治疗脑瘫患儿咳嗽病

2017年11月29日　星期三　晴

记得11月6日门诊，来了一位由家长轮椅推送过来的"大宝宝"——婷婷，她是一名14岁的脑瘫患儿，言语表达困难，无法行走，只能依靠家长轮椅推送。据其母亲描述，每逢气候变化，她就极易感冒。近气温骤降，患儿再发咳嗽、咳痰1周余，于外院行挂瓶、雾化等治疗，效果不佳。辰下：患者咳嗽、咳痰，痰白、质稀，不易咳，量少，四肢不温，纳欠佳，寐尚可，舌淡红苔白，脉沉细。

据其症状及舌脉，我觉应是外感风寒、肺气被郁所致，应予麻黄汤加减以辛温解表、宣肺止咳。只见老师处方如下：桂枝10g，枳实20g，白术

60g，麻黄 10g，厚朴 10g，甘草 10g，干姜 10g，细辛 6g，生姜 30g，大枣 10g，茯苓 30g，红参 30g，附子 10g，姜半夏 10g，白芍 10g，苦杏仁 10g，五味子 10g。共 3 剂，每日三餐后半小时温分服，2 日服完，并嘱其家属经常为她拍背，促进痰液排出。

我心中纳闷："为何老师在解表化痰的基础上，还用补益药物呢？可否有恋邪之弊？"老师看我一脸疑惑，言道："细观本患者为一位脑瘫患儿，其先天禀赋不足，肾气亏虚，子病及母，肺气亦不足，正如《黄帝内经》所言'邪气所凑，其气必虚'，故每逢气候变化，患儿极易感冒。此患可诊为太阳少阴合病，方选桂枝加厚朴杏子汤合麻黄附子细辛汤加减以温阳补虚、散寒祛邪。你可与《伤寒论》第 43 条'太阳病，下之微喘者，表未解故也，桂枝加厚朴杏子汤主之'及第 301 条麻黄细辛附子汤证互参，另因患儿阳虚较甚，可再加红参增其温阳固本之效。"

二诊，患儿咳嗽较前明显好转，喉中痰鸣音减少，四肢转温，舌淡红苔白，脉沉细。效不更方，在前方基础上去杏仁、厚朴、麻黄、姜半夏、细辛，再进 5 剂。

三诊，患儿已无明显咳嗽，偶有咳痰，舌淡红苔白，脉沉细。去繁就简，予茯苓 30g，白术 60g，枳实 20g，红参 30g。再进 7 剂以固本培元。

通过此案受益良多，临床上患者病情往往并不是单纯的虚证或实证，须根据患者症状，仔细分清虚实主次。虚人外感，若一味祛邪则徒伤正气，病必不除，应在扶正的基础上兼以祛邪，方可奏效，诚如《黄帝内经》所言："正气存内，邪不可干。"

（郑祎）

第十七节　和解少阳法治疗咳嗽病

2018 年 12 月 3 日　星期一　晴

今日跟章师门诊，来一患者诉月前不慎感冒，多次就诊外院，症状未见好转，咳嗽至今。辰下：咳声重浊，痰白，质黏，量中，白日更为严重，晨起恶心干呕，伴口苦，咽干，烦躁，不欲饮食，寐不佳，二便可。查其舌红苔白，脉弦，咽部无红肿，无滤泡。吾师处方如下：柴胡 10g，黄芩 10g，生姜 10g，姜半夏 10g，大枣 10g，厚朴 10g，苦杏仁 10g，干姜 10g，五味子 10g，紫菀 10g，款冬 10g。3 剂，日 1 剂，分早晚冲服。

　　章师讲解诊疗思路如下：患者以咳嗽为主要见症，当诊断咳嗽无误。其咳嗽、咳痰，痰白质黏，有恶心干呕症状，加之口苦、咽干、烦躁，依据《伤寒论》263 条"少阳之为病，口苦，咽干，目眩也"，《伤寒论》96 条"嘿嘿不欲饮食，心烦喜呕……或咳者，小柴胡汤主之"，可诊断为少阳证。患者月前不慎感冒，以咳嗽为主症，久而未愈，邪由太阳化热传入少阳；少阳枢机不利，气郁化火，胆火上炎，胆汁上逆，则口苦；胆火上炎，灼伤津液，则咽干；胆火内郁，上扰心神，则烦躁，夜寐不佳；胆热内郁，影响脾胃，脾失健运则不欲饮食，胃失和降则恶心干呕。少阳证主方为小柴胡汤，方中柴胡疏解少阳郁滞，开泄枢机，使少阳气畅通达；黄芩清泄少阳郁热，使少阳热解；柴芩合用，一宣一泄，使少阳机畅调达，热郁得解；配合姜半夏、生姜降逆止呕，大枣、干姜和胃健脾；针对咳嗽再加厚朴行气化痰，苦杏仁、五味子止咳利咽。全方共奏和解少阳、止咳利咽之效。

　　3 日后患者复诊，诉诸症好转，咳嗽明显减轻，现仅偶咳，少痰。效不更方，续予上方 7 剂巩固治疗。

　　故吾等当明辨各病病机，对证用药方有奇效。正如仲景所言"观其脉证，知犯何逆，随证治之"，当为中医辨证论治之精髓所在。

（郑祎）

第十八节　和解少阳法治疗喉痹病

2018 年 7 月 31 日　星期二　小雨

　　今日随章师门诊，来了一位体型偏瘦弱的中年女子，自诉 3 日前因起居不慎，感受外邪，出现胸闷脘痞、心烦、头身困重等症状。言语间见患者偶有咽喉不适之表现，追问病史，发现患者既往曾行扁桃体摘除术，术后恢复良好，但每遇外感则易咽痛，此次发病后出现明显咽痛不适。辰下：患者咽痛，胸闷脘痞，心中烦热，头身困重，伴口干，纳寐欠佳，二便尚调，舌红苔薄黄，脉弦数。

了解患者病情之后，只见老师处方：柴胡 10g，黄芩 10g，姜半夏 10g，桂枝 10g，白芍 10g，炙甘草 10g，生姜 10g，大枣 10g，姜厚朴 10g，苦杏仁 10g，香薷 10g，白扁豆 10g，连翘 30g，金银花 10g，薄荷 5g。3 剂，日 1 剂，分早晚冲服。

看了老师处方之后，我心中略感不解。根据患者所诉症状，应是明显的暑湿感冒，可用新加香薷饮对症治疗，可为何还要在方中加用柴胡桂枝汤呢？

老师见我疑惑不解，笑问："该患者除了暑湿病证外，可还有他证？"我回顾了一遍患者的现病史，恍然大悟："患者长期咽喉不适，此次外感暑湿之邪，邪从太阳传入少阳，加重咽部症状，此为太阳少阳合病之喉痹。"老师点头道："患者既往有扁桃体摘除病史，手术后局部免疫反应受到影响，机体抵抗力有所下降，正气不足，易于感受外邪。如今正值夏季，气候炎热，易感暑湿之邪，患者本身机体正气不足，邪犯太阳，侵袭卫分肌表，营卫不和，发为头身困重。同时，湿性黏滞，易阻滞气机运行，困阻脾胃，气机不利加之湿邪内蕴，化燥化火，使邪入少阳。《素问·阴阳离合论》有云：'太阳为开，阳明为阖，少阳为枢。'少阳在人体为枢机之纽带，少阳内藏之相火通过气机的升降走行，向下温煦肾水，水火相济则三焦水道通调。如今患者少阳受邪，相火无以下行，内蕴化火，水道不调，湿邪内停，郁而成痰，痰、火之邪相合，上扰胸脘、咽喉，发为咽痛、胸闷脘痞。故本次处方予柴胡桂枝汤和解少阳、调和营卫，合新加香薷饮祛暑化湿，方可中病。"

果不其然，随访患者，诉服药后症状基本缓解，嘱其慎起居、适寒暑、清淡饮食，避免再发。

经此 1 例，我对喉痹一病的辨治有了新的理解，以六经之法辨治内伤杂病亦有其独到之处。受此启发，我将章师从少阳论治喉痹之临证经验汇集而成一文，总结了太阳少阳合病、少阳阳明合病、少阳太阴合病之喉痹三大证型，可谓收获颇丰。

（杜思霖）

第十九节　桂枝龙骨牡蛎汤治疗产后漏汗

2018 年 7 月 9 日　小暑　晴

产妇于产褥期出现汗出过多，或日久不止者，称产后漏汗。如产后出现浮浮汗出，持续不止者，称产后自汗；若睡后汗出湿衣，醒来即止者，称产后盗汗，相当于西医的褥汗。

这日跟诊，正值天气炎热，进来一年轻女子，却见其仍披裹外套，与旁人形成鲜明对比。自诉其三月余前产后出现汗出量多，动则加剧，伴畏冷，全身乏力，日解稀水样便 1 ～ 2 次，纳尚可，夜寐欠佳，舌淡红，苔薄白，脉细数。

经过一番问诊后，老师处以诊断：产后汗病，证属营卫不和。予桂枝加龙骨牡蛎汤加减，调和营卫，固表止汗。处方：桂枝 30g，白芍 30g，生姜 50g，大枣 30g，茯苓 30g，白术 30g，炙甘草 10g，生龙骨 30g，生牡蛎 30g。3 剂，日 1 剂，早晚冲服。

老师见这一案例如此典型，便与我们讲解：此病之关键在于妇人产后所得。妇人产后亡阴血虚，阳气独盛，故喜汗出，以损阳就阴而使阴阳平衡，此属产后正常之生理表现；但若汗出太过，则营气亏虚，卫气相对亢盛，卫气强则疏泄之能增强，故而汗出不止，汗出则腠理失于固摄，卫强营弱，互为因果，卫气盛迫营外泄，营气进一步亏虚，无以遏制卫气，如此便陷入恶性循环。理清这一病机思路，就明白治疗之关键在于调和营卫。其次，"有形之血难以速生，无形之气所当急固"，遂予大剂量桂枝汤佐龙骨、牡蛎以调和营卫、固摄止汗，以求速治。

再回观桂枝加龙骨牡蛎汤方，原文见于《金匮要略》第六篇第八条："夫失精家，少腹弦急，阴头寒，目眩发落，脉极虚芤迟，为清谷，亡血，失精。脉得诸芤动微紧，男子失精，女子梦交，桂枝加龙骨牡蛎汤主之。"该方本是治疗男子失精、女子梦交之用，但观其配伍组成重在调阴阳、和营卫。其中，桂枝、白芍合用，一散一收，调和营卫；桂枝、甘草辛甘化阳，芍药、甘草酸甘化阴，寓"补阴求阳"之义；重用龙骨、牡蛎潜阳敛阴。中医讲究辨证论治，病机相同则可"异病同治"。中医思维重在举一反三，故临床上见产后漏汗、漏乳、血崩及男子失精、盗汗、自汗等气血津液外脱类疾病，在同属营卫不和之证的情况下，皆可应用桂枝加龙骨牡蛎汤加减治疗。

3日后患者复诊，诉药后汗出明显减少，其他症状均有所改善。予桂枝10g，白芍10g，大枣10g，干姜10g，茯苓30g，白术20g，红参10g，炙甘草10g，7剂，巩固疗效。此次改用桂枝汤常规剂量，佐红参、白术益气补虚以治其本，从中也体现了老师用药主张分清轻重缓急，急则治标、缓则治本的治疗原则。

（张杨帆）

第二十节　补肾养生膏治疗强直性脊柱炎

2018年10月30日　霜降　晴

今日随章师门诊，见一中年男子面带喜色进入诊室求诊，诉其多年腰酸腰痛明显好转，今欲再诊以求巩固疗效。章师闻后面露欣慰之容，余甚是好奇，待听闻章师诊察患者时二人言语间交谈内容，余方恍然，不禁暗赞章师之医术精湛，诊病辨证思路之准确。

患者卢某，男，44岁，既往患有强直性脊柱炎十余年，平素腰酸腰痛甚，不耐劳累，怕冷，近期腰部活动受限，已逐渐影响正常生活。曾四处求医，不见其效，后于今年九月求诊于章师。彼时章师悉闻其病史，四诊合参，辨其患病日久，必当肝肾亏虚，却不耐骤然大补，当以膏方徐徐图之，故予其自拟方制成之补肾养生膏。一诊药后，困扰患者多年之腰酸腰痛果见好转，故而有本文开头那一幕。

膏方，又叫膏剂，以其剂型为名，属于中医丸、散、膏、丹、酒、露、汤、锭八种剂型之一。膏方历史悠久，起于汉唐，在《黄帝内经》中就有关于膏剂的记载，具有很好的滋补作用。章师之补肾养生膏方剂组成：沙苑子10g，芡实20g，莲子10g，煅龙骨20g，煅牡蛎20g，熟地黄20g，生地黄20g，山药10g，茯苓20g，山茱萸30g，桂枝10g，白芍10g，生姜10g，大枣10g，炙甘草6g，鹿角胶10g。方中沙苑子温补肝肾、固精缩尿，《本草纲目》曰："补肾，治腰痛泄精，虚损劳乏。"芡实、莲子、山药、茯苓四味，乃中医健脾名方四神汤之组成，健运脾胃，以固后天之本。煅龙骨、煅牡蛎均有收敛固涩之效，《医学衷中参西录》有云："龙骨，质最黏涩，具有翕收之力，故能收敛元气，镇安精神，固涩滑脱。"生地黄、熟地黄并用，可滋补肾水。山茱萸补益肝肾、收敛固涩，与熟地黄、山药同用，意取六味地黄丸三补之意，滋养肝、脾、肾三脏。鹿角胶一味，乃血肉有情之品，尤善温补肝肾、益精养血。余之五味药，桂枝温通，白芍益阴敛营，两药合用具有调和营卫之功；姜、枣相合，升腾脾胃生发之气而助调和营卫；炙甘草益气和中、调和诸药，即组成了调和营卫之桂枝汤。至此，全方共奏补肾健脾之效，真乃补肾健脾之良方！

（黄毅凌）

第二十一节　解生白术、炒白术之惑

2018年9月5日　周三　晴

今日跟师，章师开了很多方都含有白术这味药，然而我屡次录错生白术与炒白术。导师一针见血地指出："学脾胃病方向的同学不可以不知道该用生白术还是麸炒白术。"于是章师详细地就生白术和炒白术的区别为我解惑，现总结如下：

据《中国药典》，生白术味苦、甘，性温，归脾、胃经。功效主治：健脾益气，燥湿利水，止汗，安胎。主脾气虚弱，神疲乏力，食少，少腹胀，大便溏薄，水饮内停，小便不利，水肿，痰饮眩晕，气虚自汗，胎动不安。服药注意：①阴虚燥渴、气滞胀闷者忌服。②忌桃、李、菘菜、雀肉、青鱼。③《药品化义》：凡郁结气滞，胀闷积聚，吼喘壅塞，胃痛由火，痈疽多脓，黑瘦人气实作胀，皆宜忌用。

在《医学衷中参西录》中描述生白术为："白术，性温而燥，气不香窜，味苦微甘微辛，善健脾胃，消痰水，止泄泻，治脾虚作胀，脾湿作渴，脾弱四肢运动无力，甚或作疼。与凉润药同用，又善补肺；与升散药同用，又善调肝；与镇安药同用，又善养心；与滋阴药同用，又善补肾。为其具土德之全，为后天资生之要药，故能于金、木、水、火四脏，皆能有所补益也。"

而麸炒白术是将生白术炮制后所得，方法是：先将麸皮（每白术片100斤用麸皮10斤）撒于热锅内，候烟冒出时，将白术片倒入微炒至淡黄色，取出，筛去麸皮后放凉。

中医学认为脾主肌肉、四肢，《灵枢·本神》谓："脾病则四肢不用。"吞噬细胞的吞噬能力则是机体的免疫能力，反映机体对外来致病因素的抵抗能力，正如中医学中所说气的卫外功能。

生白术的益气能力较麸炒白术强，适用的患者大便一般较干，易成形；而麸炒白术的健脾能力较生白术强，其适用的患者大便一般较稀，不易成形。这次跟师体会到，单单白术一味药的炮制与否的选择上体现了章师对用药的严谨，每用白术必细问其脾胃功能的情况，仔细斟酌后选择白术的类型，这种医学态度值得学生好好学习。

（袁旺新）

第二十二节　六经辨证治疗不寐病

2019 年 3 月 1 日　星期五　晴

今日门诊来了一位中年男性，精神疲乏，面色无华，自诉其入睡困难已半年余，睡而易醒，醒后难以入睡，伴多梦，心烦焦虑，神疲乏力，夜间易出汗，胃脘部偶有胀闷不适，口干、口苦，纳尚可，二便调，舌淡苔白腻，舌下脉络瘀阻，脉弦。

不寐是以经常不能获得正常睡眠为特征的一类病证，在《黄帝内经》称之为"不得卧""目不瞑"。余沉思：本患者入睡困难，睡而易醒，醒后难以入睡，口苦，口干，脉弦，是为少阳证。

只见老师处方：柴胡10g，桂枝10g，干姜10g，天花粉10g，生牡蛎20g，黄芩10g，炙甘草10g，茯苓30g，白芍10g，茜草10g，旋覆花20g。7剂，水煎服，日1剂，温分服。

仔细看该方是柴胡桂枝干姜汤加茜草、旋覆花，追问老师诊疗思路，老师详细地解答道："《伤寒论》第263条曰：'少阳之为病，口苦，咽干，目眩也。'可知患者有明显的少阳证。然其舌苔白腻，胃脘部偶有胀闷不适，此为太阴脾虚，因而本病可辨为少阳太阴兼杂证。一则朱丹溪言：'气虚冲和，万病不生，一有怫郁，诸病生焉，故人生诸病，多生于郁'，患者平素心烦焦虑，情志不遂，日久少阳胆气被郁，相火内郁，不得宣发而扰于上，神不内守，故而不寐；二则少阳气郁，横犯太阴，日久导致太阴脾虚，脾失健运，湿聚成痰，痰湿上扰，出现不寐、胃脘胀闷，尤如《类证治裁》中所言：'脾血亏损，终年不寐。'《伤寒论》第146条曰：'伤寒五六日，已发汗而复下之，胸胁满微结……心烦者，柴胡桂枝干姜汤主之。'在中医看来，少阳为半表半里，是表里传变的枢机，少阳为枢，不仅是表证传里的枢机，也是三阳病传入三阴的枢机，所以少阳病多有兼见证。少阳兼太阴证常用柴胡桂枝汤，成无己《注解伤寒论·卷四内经》曰：'柴胡、黄芩之苦，以解传里之邪；辛甘发散为阳，桂枝、甘草之辛甘，以散在表之邪；咸以软之，牡蛎之咸，以消胸胁之满；辛以润之，干姜之辛，以固阳虚之汗；津液不足而为渴，苦以坚之，瓜蒌之苦，以生津液'；另患者舌下脉络瘀阻，说明瘀已入血，故加用茜草、旋覆花祛瘀通络，全方共奏和解少阳、化痰健脾之效。"

二诊患者诉入睡困难较前有所改善，夜间睡眠时间有所延长。守前方加合欢花10g，玫瑰花10g，理气舒郁，7剂。

三诊睡眠情况日渐好转，守上方再进7剂继续服用，嘱其调畅情志，适当锻炼。

纵观本案，疗效颇佳。吾师常言："古贤不欺吾辈也，为医者应广猎诸籍，学窥渊海，拓展思维，临证立案，方能信手拈。"疾病常常不是一成不变的，临证用方也应该灵活变通，故需要我们多学多用。

（林舒婷）

第二十三节　半夏泻心汤治疗不寐病

2019 年 2 月 18 日　星期一　晴

今日门诊，一位中年男性患者自诉近半年来反复出现入睡困难，睡眠浅，醒后难再入睡，甚则彻夜难眠，伴头晕、心烦、口干，多次就诊于外院，予安眠药治疗（具体欠详），症状可改善，但停药后症状反复。观其舌脉为舌淡红苔黄厚腻，脉弦，章师便追问患者是否有胃部不适感，患者反映平素时感胃脘部胀闷不适，口干，口苦，纳差。此刻我立即回想起章师平日之教导，正如《素问·逆调论》所云："胃不和则卧不安。""不和"即阴阳的动态平衡遭到破坏。人体"阳入于阴则寐，阳出于阴则寤"，阴阳失于调和则人不得安卧。看似失眠之症，实则病因源于中焦脾胃失和，斡旋上下之机废弛。故予"半夏泻心汤加减"以散结消痞、调和阴阳。方药如下：姜半夏 10g，黄连 3g，黄芩 10g，干姜 10g，炙甘草 10g，大枣 10g，桂枝 10g，茯苓 30g，厚朴 10g，苍术 10g，炒枳实 20g，生白术 60g。3 剂，日 1 剂，早晚温服。

半夏治不寐的记载最早可追溯于《黄帝内经》仅有十三张方中的半夏秫米汤，即以半夏为君治不寐。据《礼记·目令》记载："五月半夏生，盖当夏之半也。"其生当夏季之半，即夏至前后。夏至一阴生，为大自然阴阳交会之期，取象比类，格物致知，半夏可为引阳入阴而使阴阳交会的药物。而取半夏泻心汤之用意，是其方中半夏和胃降逆止呕，合干姜之辛温，温中散寒；黄连、黄芩苦寒泻降，清热和胃；党参、甘草、大枣甘温调补，补脾胃之虚以复其升降之职；辅以茯苓、厚朴行气利水消胀。再联合枳术丸则更能行"大气"，故能使人之上下表里阴阳得和而夜寐安宁。全方寒温并用，辛开苦降，攻补兼施，阴阳并调。

正如意料之中，患者药后复诊，诸症减轻，随诊数次均以上方加减治疗，已能安然入睡，其甚是欣喜。余从此案中进一步领会到中医之精髓——治病求本，切忌"头痛医头，脚痛医脚"。

（张杨帆）

第三章　经典查房

第一节　"天人合一""三因制宜"从脾、肺论治水气病之腹痛

一、初诊（2015 年 5 月 30 日）

（一）龙岩市中医院李丽医师汇报病史

张某，男，56 岁，2015 年 5 月 26 日以"腹痛半月余"为主诉，拟"腹痛待查"入院。入院症见：患者腹部隐痛不适，呈阵发性，以脐周为主，疼痛无向他处放射，精神疲乏，口干，口苦，纳少，寐差，解稀水样便 3 次，味臭，小便自利，舌质偏红，苔黄腻，脉弦。既往有"慢性湿疹"病史 2 年余，2 年来长期口服抗过敏药及抗生素，症状时轻时重。

相关实验室检查：血液分析、CRP、甲状腺五项、凝血四项、生化全套、肿瘤全套、血流变、免疫全套、抗"O"、RF、尿液分析、心电图均大致正常；传染病全套：HBsAb、HBeAb、HBcAb 阳性，余均阴性；胸部正位片：心肺未见明显活动性病变；消化系＋泌尿系彩超：①前列腺增大，②肝、门静脉、胆、胰、脾、双肾、膀胱未见明显异常声像，③双输尿管未见明显扩

张；电子结肠镜：慢性结肠炎。

中医诊断为腹痛，属湿热壅滞证。治宜清热化湿、理气止痛。拟方八正散加减。处方：白豆蔻 18g，藿香 15g，茵陈 15g，滑石 20g，川木通 10g，石菖蒲 20g，生姜 15g，木香 20g，车前子 30g，麻黄 6g，杏仁 15g，甘草6g。3 剂，日 1 剂，水煎服，分早晚温服。

患者药后仍感腹痛，解稀水样便 4 次，味臭，疲乏改善，口干微苦，纳寐一般，小便正常，舌质偏红苔黄腻，脉弦。特请专家病案讨论以帮助诊疗。

（二）上海交通大学附属上海第九人民医院韦立教授

患者中医诊断为腹痛（湿热壅滞夹有脾虚气滞证），治宜清热化湿，方拟厚朴夏苓汤合四君子汤加减，佐以疏肝药。

辨证分析：患者腹痛以双侧腹痛为主，属于肝经；痛处不固定，呈阵发性，休息后可缓解，腹痛与大便有相关，病性属实兼有气滞；结合患者舌红苔厚腻，脉弦滑，既往有长期慢性湿疹病史（湿热壅滞），患者长期口服抗生素，日久损害脾胃，兼有脾虚。综上所述，本病属于湿热壅滞夹有脾虚气滞证，治宜先通腑以泻湿浊，后予健脾理气化湿佐以疏肝，方拟厚朴夏苓汤合四君子汤加减。

（三）上海交通大学附属上海第九人民医院刘春龙教授

中医诊断为腹痛（湿热壅滞夹脾虚气滞证），治宜清热化湿，方拟葛根芩连汤＋越鞠丸＋砂仁等。处方如下：葛根 15g，黄芩 15g，黄连 9g，苍术10g，川芎 10g，香附 10g，栀子 10g，砂仁 6g，陈皮 10g，厚朴 10g。3 剂，日 1 剂，水煎服，分早晚温服。

辨证分析：依据患者腹痛、病史，结合舌苔厚腻，舌质偏红暗，脉弦滑有力，符合腹痛湿热壅滞兼脾虚证；治疗上清热化湿外亦可"急则治其标"，先以攻下法使患者体内湿热从大便出，宜小承气汤＋藿香、厚朴导邪从大便出，待湿热减半后"治其本"，以健脾化湿疏肝善其后。

（四）龙岩市中医院章浩军主任医师总结

依据患者腹痛性质及舌象、脉象，同意中医诊断为腹痛。但就其病因、病机及治疗等方面而论，应结合"天人合一""三因制宜"之中医辨证思维加以分析。

我认为该患者具有以下特点：其一，腹痛兼发湿疹，先病湿疹，后见腹痛；其二，患者长期服用抗生素，易伤脾胃；其三，本次发病时间在立夏过后，以往其湿疹多发于秋冬之交，均为季节交替、阴阳转化之时。可从脾主四时、肺主治节入手，考虑本病与脾、肺相关，治疗上从脾、肺论治，建议治予越婢加术汤加减。

处方：麻黄10g，生姜10g，生石膏10g，大枣15g，甘草9g，白术30g，2剂。水煎，一日1剂，分二次温服。

二、诊治经过

二诊（2016年6月2日）：患者腹部隐痛不适已除，纳食正常，寐安，仍解稀水样便3次，口干、口苦症状较前好转，舌质偏红，苔微黄腻，脉弦。继服此方减麻黄9g，加白术6g，3剂。

三诊（2016年6月5日）：患者腹肌软，无抵抗，隐痛已除，无口干、口苦，纳寐可，二便调，舌淡红苔白腻。守上方再进5剂，巩固好转之病情。

三、按语

古人云："肝随脾升，胆随胃降。"《黄帝内经》有言：脾不主令于时而寄旺于四季之间。其人近中年而脾胃愈弱，水湿运化不利；又逢秋冬之交，阳气渐收而人亦应之，但中虚而胃土不降、肺金收令不行，相火炎上，与湿相抟，湿热上郁，应时而发为湿疹；且久服抗生素而脾胃更伤，致中气郁滞，肝木乘脾土而发为腹痛。故该案患者实为病在脾、肺也。越婢汤方见于《金匮要略·水气病脉证并治第十四》第23条："风水恶风，一身悉肿，脉浮不渴，续自汗出，无大热，越婢汤主之。"方中麻黄配生姜发汗散水；重用石膏之辛凉，清透肺胃之郁热；大枣、甘草调和诸药。因该患者水湿太盛，流于肠间，夹糟粕而下发为泄泻，故在原方加白术以健脾除湿，且麻黄伍白术能并行表里之湿而不致其发散太过。

第二节　巧施温经通阳法治疗水气之头晕病

一、初诊（2015年8月26日）

（一）永定县中医院江文庆副主任医师汇报病史

患者温某，男，71岁，以"头晕6天"为主诉，症见：头晕，站立步行不稳，头重如裹，肢体倦怠麻木，伴恶心欲呕，食欲欠佳，寐尚可，大小便尚调。查体：神清，面色少华，舌淡红，苔厚腻，脉滑。入院后中医予化痰祛湿、健脾和胃治疗，方选半夏白术天麻汤加减，症状较前稍改善，现患者仍有眩晕，伴行走不稳，肢体麻木感明显，治疗效果欠佳。

（二）上杭县中医院袁建洋副主任医师

病人以"头晕6天"为主诉入院，经治疗后症状改善，现在仍有头晕、肢体麻木等症状，同时有糖尿病病史，舌淡红、苔厚腻，脉滑。中医辨证为虚实夹杂，痰瘀内阻，痹阻不通引起麻木。治疗上方剂为半夏白术天麻汤加减，目前治疗主要是补脾胃、化痰、活血通络，其中半夏化痰为主，佐以活血通络药地龙、全蝎。

（三）武平县中医院饶伟英副主任医师

患者经治疗后眩晕症状改善，目前肢体麻木比较明显，治疗上予补阳还五汤加四物汤为主，同时加甲钴胺，症状改善比较明显，病人诉稍活动后胸闷、心跳加快，治疗上应适当加强补气。

（四）连城县益民中医院黄仕发副主任医师

病人以头晕为主诉入院，舌淡红、苔厚腻，脉滑。临床上引起头晕的原因有痰，半夏白术天麻汤治疗后症状改善；肢体麻木，主要考虑有虚、有瘀，络脉不通，从病人舌苔脉象及患者常有腰痛看，考虑病位在肝、脾、肾，属虚实夹杂，本虚标实，标实为脑动脉狭窄与痰瘀。解决麻木从肾阴不足入手，麻木症状表现在四肢末端，符合糖尿病末梢神经改变的特点。治疗上从补阴出发，我的观点是补肾虚兼祛湿为主，黄芪至少用 60g。若麻木症状改善不明显，可从肾虚湿热着手，用大补元煎加四妙散加减。

（五）汀州中医院蓝东辉副主任医师

本病主要考虑脾虚痰瘀阻滞。患者有麻木症状，考虑有风。治疗上加藤类或虫类药物。

（六）龙岩市中医院范文东主任医师

我注意到患者右脉尺脉沉细、寸关弦滑，左脉沉细，右脉就像一个倒立三角形。想起两个常用的方子，一个是用于脑出血、脑血栓的小续命汤，还有一个就是桂附地黄汤。夜尿多、腰酸考虑肾虚，桂附地黄汤药力比较轻，应加降气药如枇杷叶、枳实等，因为人体气机左升右降。左脉沉细加黄芪，量要大，黄芪偏燥可加知母。脚底厚考虑糖尿病引起，建议使用胰岛素。

（七）龙岩市中医院李小兰主治医师

我主要是从三因制宜考虑，因时、因人、因地。因时的话，上半年雨水多偏湿，下半年偏寒冷，本病发病季节为长夏多湿；因地的话，我们地处南方；因人方面，病人肥胖，大腹便便。同时根据舌苔脉象表现，诊断为痰湿中阻证。患者最初已用半夏白术天麻汤，患者舌淡、苔黄微腻，未吸烟，根据舌苔考虑病人湿痰未化、有热，湿气仍在体内。水的代谢主要与肺、脾、肾相关，单单使用活血药效果不明显，因为主要是痰浊阻滞。临床上使用祛湿剂 10 剂，但湿仍未化，此时配伍点理气药效果可能会好一些。

（八）龙岩人民医院韩宏副主任医师

第一眼看患者脸色晦暗无华、萎黄，脉象主要是沉细脉，舌质暗红、舌苔微厚。这个病人以眩晕为主诉，辨证论治的关键是找出病因病机。患者表现为眩晕，随即呕吐，大便溏，一天4～5次，肢端麻木（手、膝关节），脚底厚，整体感觉属于寒湿痹阻。苔黄主要是因为痹阻时间长，微微化热。寒湿痹阻的主要治法是益火之源以消阴翳，这位病人一定要用温通治法。可用的方子很多，例如真武汤可以用，若力量太小，可以加上吴茱萸汤，这两个方子可以叠加使用。刚才大家也说可用虫类药，这些都可以，但是温通治法是主要的，没有温通可能化不了。

（九）龙岩市中医院章浩军主任医师总结

这个病案大家都讲得很好。病人主诉眩晕入院，其病理机制大家认为从气血瘀滞或痰湿阻滞来论。治疗上，武平中医院强调活血通络；连城中医院强调用半夏白术天麻汤后症状改善，治疗宜以改善肾虚为主；汀州中医院提到用藤类药治疗夹风证；市中医院范文东从肾虚而治，可用小续命汤、桂附地黄汤加减；李小兰医师提到三因制宜，扩大思维；人民医院韩主任认为宜从风湿痹阻论治。

我对这个病人的看法有几方面：一是发病时间不长，头晕仅6天，严重时有呕吐，经用半夏白术天麻汤化痰祛湿后，病人的痰湿症状得到改善；二是现病人以肢体麻木为主，已不呕吐，大便亦正常。因此，该病证可分为两个阶段，第一阶段发作时以痰湿为主，第二阶段以肢体麻木为主。现阶段治疗当以温补脾肾为主，并加用温灸、热敏灸来增强温经通阳之功效。此外，患者曾用风类、虫类药治疗，眩晕改善不明显，水气未去时暂不选用风类、虫类药，其后再考虑适当使用。

处方：附子（先煎）20g，茯苓50g，生白芍20g，白术30g，桂枝20g，生姜30g。

二、诊治经过

二诊（2015年8月31日）：患者眩晕感消失，步行入院，步行略稳，肢体麻木感较轻浅。舌淡红，苔厚腻，脉滑。令其继续服用此方5剂，同时继续施以温灸、热敏灸。

三诊（2015年9月5日）：患者已无眩晕感，步态稳健，肢体麻木感基本消失。舌淡红苔白脉滑。守上方再进5剂，巩固疗效。

此后患者随症继续巩固治疗，体力渐增加，病情日渐好转。

三、按语

该病人病证可分为两个阶段，第一阶段发作时以痰湿为主，第二阶段以肢体麻木为主。

患者第一阶段出现头眩，身动自觉有水气上犯。痰、水、饮、湿为一源四支，《伤寒论》论水气病的不少，如"少阴病，二三日不已至四五日，腹痛，小便不利，四肢沉重疼痛，自下利者，此为有水气"。针对于此，病者水气上泛，就应治以温阳、通阳。

第二阶段的主要症状为肢体麻木，大家都知道是糖尿病所引起的络脉损伤之并发症。营卫气血不和，日久营卫之气不能通达四肢，四肢肌肉失养，则见肢体麻木不仁。此阶段治疗当以温补脾肾为主。

水气病的形成很大程度上与脾、肾关系密切，脾主运化水湿，肾主水，故水气为病多从脾、肾论治，选方可用真武汤加桂枝通阳利水。

第三节　温清辛开、固本补肾治疗痰热肾虚胸痛病

一、初诊（2015年8月26日）

（一）永定区中医院江文庆副主任医师汇报病史

患者陈某，男性，70岁，以"左胸前区闷痛不适3天"为主诉，症见：持续性左胸闷痛不适，活动后及用力咳嗽时明显，卧位可减轻，倦怠乏力，稍口干，喉中如有物梗，偶有咳嗽痰少，纳寐尚可，二便有解。查体：神清，精神倦怠，面色少华，舌质淡，苔薄黄稍腻，脉滑。治以豁痰泻浊，方用瓜蒌薤白半夏汤加减。现患者仍有左胸前区闷痛不适，卧位时可以减轻，站立活动后闷痛明显。

（二）龙岩人民医院韩宏副主任医师

经过治疗后，目前患者脉象洪大，舌红苔白微带黄，考虑太阴湿土司天，肝旺反克金，病机为木火刑金肝木克金，治法为清泻肝火，滋养金水。急则治标，可考虑用龙胆泻肝汤。

（三）龙岩人民医院章健副主任医师

患者症状活动及用力后加剧，病位在胸前，考虑心、肺、胸膜疾病。根据辅助检查结果，暂不符合心肌梗死等诊断，但不排除不稳定型冠心病。疼痛性质为闷痛，咳嗽后加剧，结合患者舌质淡、苔薄黄稍腻、脉滑，考虑水饮所致，治疗上以温肺化饮为主，方用苓甘五味姜辛汤。

（四）武平县中医院饶伟英副主任医师

患者经治疗后闷痛症状改善，但仍有倦怠乏力，活动后左胸痛更明显，

动则耗气，故考虑气虚所致，治疗上予补中益气汤加减。

（五）汀州中医院蓝东辉副主任医师

患者以"左胸前区闷痛不适"为主诉入院，临床上考虑肋间神经痛、肺癌、肺炎、心梗等，从病机上分为气滞、血瘀、痰浊，这个病人考虑肝胆湿热。从痰来说，有痰热、痰湿、痰浊，这个病人仍有胸痛不适、咳嗽、舌苔微黄、脉滑，根据舌苔脉象，痰浊比较明显，病机以痰瘀化热为主，治疗上在原方瓜蒌薤白半夏汤基础上加浙贝、黄芩清热化痰止咳。

（六）汀州中医院郑锋生主治医师

病人以胸部闷痛为主，心绞痛可能性不大，辅助检查结果不排除系统性红斑狼疮。患者脉洪大，考虑实证，同时苔黄厚，可加祛火的药。

（七）漳平市中医院占仕成副主任医师

从前面的主诉来讲，用龙胆泻肝汤加小陷胸汤比较好，脉洪可以加浙贝清热化痰，试试看。

（八）龙岩市中医院范文东主任医师

患者喉中如有异物，左胸痛，可用瓜蒌薤白半夏汤；同时有热，脉弦，考虑用四逆散、小柴胡汤。对于病机我比较偏向于痰浊，处方为四逆散合半夏厚朴汤。

（九）龙岩市中医院章浩军主任医师总结

在这个病人的辨治上，大家看法存在寒热之争。诊断同为眩晕，人民医院韩主任认为用龙胆泻肝汤，中医院范主任认为用四逆散合半夏厚朴汤。

病人以胸痛为主，我认为中医可诊断为胸痹。其病位在胸部，但可再广一些，正如伤寒论所提到：从心下至少腹之处。

关于病性，该患以"痛"为主，记得上星期我在脾胃病科讲课，结合自己四十多年经验，曾提出胃脘痛可分为不通则痛、不荣则痛的虚实不同两种证型。该病人若从虚实辨证入手：一者，年龄71岁，为古稀之年，阳气应显不足，考虑为阳虚；二者，病人又有较明显之热象，特别是脉象浮滑数。因而这个热我认为属虚、属实均有，一方面肾阳亏虚，虚火上浮所致，属本虚之虚火；另一方面因三焦气机不畅，热由郁而生，又为标热之象。

治疗上，现在患者胸痛较轻，宜标本兼顾、温清并施，用小陷胸汤辛开苦降、清化热痰，治其标热之证。

处方：黄柏10g，甘草10g，黄连3g，半夏10g，瓜蒌10g，天冬10g，生地20g，太子参10g，砂仁10g。

同时予三才封髓丹固本补肾，正可治其肾虚之本。

二、诊治经过

二诊（2015年8月30日）：患者左胸前区闷痛感减轻，活动后及用力时仍咳嗽明显，卧位可减轻，口干及喉中异物感消失，神清，精神倦怠，面色少华，纳寐可，二便调，舌质淡，苔薄黄稍腻，脉滑。继服此方。

三诊（2015年9月5日）：患者左胸前区闷痛感消失，口干及喉中异物感已消失，神清，精神尚可，面色红润，纳寐可，二便调，舌质淡，苔薄白，脉滑。

三、按语

病人以痛为主，其病位在胸部，此为胸痹。

患者为古稀之年，阳气应显不足，考虑为阳虚；同时，病人又有较明显之热象，特别是脉象浮滑数，此为三焦气机不畅，上中焦郁热之象，属火性炎上所致。因而此热属虚、属实均有，一方面肾阳亏虚，虚火上浮所致，属本虚之虚火；另一方面因三焦气机不畅，热由郁而生，又为标热之象。三焦既是水道，为决渎之官，又为气道，系元气通道，若三焦气机不畅，在上中焦郁热之象明显，应属火性炎上所致。

治宜标本兼顾、温清并施。正如伤寒论所说："正在心下，按之痛，脉浮滑者，小陷胸汤主之。"用小陷胸汤辛开苦降、清化热痰，治其标热之证；予三才封髓丹固本补肾，正可治其肾虚之本。

第四节 调和气血法治疗胸痹病

一、初诊（2015 年 11 月 17 日）

（一）连城县医院周荣长副主任医师汇报病史

患者江某，男，68 岁，现住福建省龙岩市连城县。以"心悸、胸闷"为主诉入院，入院症见：心悸，胸闷，夜寐欠佳，食欲尚可，二便调，舌质淡，苔薄白，脉细。考虑为心悸，气血亏虚、心失所养证，治法为益气养血、宁心安神，方予八珍汤加桂枝、桔梗、枳实。服药后患者症状好转，但目前患者活动后仍有心悸、胸闷。

（二）永定区中医院江文庆副主任医师

患者现诉活动后出现胸闷明显，偶有胸部痛感，舌质淡，苔薄白，脉沉细。目前中医诊断为胸痹，气血两虚，治法为滋补气血、益气活血，方予人参养荣汤加沙参、麦冬、丹参。

（三）永定区中医院卢丽红主治医师

患者现仍有胸闷，短气，恶寒，舌质淡，苔薄白，脉细。考虑在气血两虚基础上还有阳虚、寒凝血脉，治疗上应加温阳药物。

（四）连城县益民中医院黄仕发副主任医师

患者以"心悸、胸闷"为主诉入院，活动后更加明显，舌质淡暗，苔薄白，脉沉细，考虑患者心气心阳不足，再加动则耗气，故活动后症状明显，病位在心，与肺、脾相关，治疗上重点从心阳不足入手。

（五）武平县中医院饶伟英副主任医师

患者现诉胸闷不适，活动后明显，无诉心悸症状，舌质淡暗，苔薄白，脉沉细。目前中医诊断为胸痹，气虚血瘀，治疗上予益气活血，方予黄芪桂枝五物汤加桃仁、红花、丹参。

（六）永定区中医院卢裕兴副主任医师

结合患者目前症状胸闷不适，无诉心慌、心悸，目前诊断考虑为胸痹，心阳虚兼有痰饮内停，治疗上予温阳化痰兼活血，方予苓桂术甘汤加丹参。

（七）永定区中医院胡长京主治医师

结合患者入院时主诉"反复心悸、胸闷6年，再发1天"，近期睡眠欠佳，舌质淡暗，苔薄白，脉沉细。考虑为气血亏虚，睡眠欠佳可进一步加重患者心悸、胸闷等不适，治疗上予益气养血、宁心安神，方予八珍汤加酸枣仁、百合。

（八）上杭县中医院袁建洋副主任医师

患者心悸、胸闷6年，活动后胸闷更明显，目前患者诉胸闷，偶有胸痛，无心悸，舌质淡暗，苔薄白，脉细。现诊断为胸痹，心阳不足兼有心脉闭阻，治疗上予温阳、活血，方予桃红四物汤加桂枝、砂仁。

（九）上杭县中医院范有龙主治医师

患者入院时以"心悸、胸闷"为主诉，服用八珍汤加减后症状好转，现诉胸闷，短气，无诉心悸，舌质淡暗，苔薄白，脉滑。目前支持中医诊断为胸痹，心阳不振、痰瘀互结，治疗上予温阳化痰祛瘀，方予瓜蒌薤白半夏汤。同时我们也可以借助现代医学辅助检查了解一下患者情况，如心脏彩超。

（十）上杭县中医院张富春副主任医师

患者入院时诊断为"心悸"，但患者现诉活动后胸闷明显，偶有胸痛，无心悸、心慌，舌质淡暗，舌苔薄白，脉细。中医诊断现应改为胸痹，患者活动后症状明显，无怕寒、四肢怕冷等，排除阳虚；无低热、潮热、五心烦热、盗汗等，排除阴虚。结合舌苔脉象，患者属于气血两虚，治疗上宜益气养血方药。

（十一）龙岩市中医院阙茂棋医师

患者目前症状为胸闷不适，活动后明显，无诉心慌、心悸，舌质淡暗，苔薄白，脉细，目前诊断考虑为胸痹，气虚血瘀。"气为血之帅，血为气之母"，气虚无力推动血运，日久必见血瘀，故治疗上重在补气。方予黄芪桂枝五物汤，重用黄芪，加少量活血药桃仁、红花。

（十二）龙岩市中医院游福年主治医师

患者诉胸闷不适，活动后明显，舌质淡，苔薄白，脉细，目前诊断考虑为胸痹，气虚兼有水饮内停。患者活动后症状明显，气虚症状明显，气虚无力推动津液运行，水饮不能外排，内停于胸中。治疗上予温阳化痰兼活血，方予苓桂术甘汤加减。

（十三）龙岩市中医院章浩军主任医师总结

患者男性68岁，以"心悸、胸闷"为主诉入院，曾用八珍汤加桂枝、桔梗、枳实等益气养血、宁心安神，治疗后症状好转。考虑患者目前阶段病因病机，各位同仁分别从气虚血瘀、气血两虚、水饮、血瘀等方面加以分析，都有一定的临床意义。

我认为患者中医诊断当为胸痹。其总的病机为气血两虚，阳虚阴寒内盛。治疗选用炙甘草汤加减调和气血阴阳，方中炙甘草配桂枝辛甘通阳，人参补气，生地黄、麦冬养阴补血。

处方：炙甘草15g，红参20g，桂枝30g，生地黄20g，麦冬10g，干姜10g，五味子10g，茯苓30g，白术20g。

二、诊治经过

二诊（2015年11月20日）：患者心悸、胸闷感减轻，纳寐可，二便调，舌质淡，苔薄白，脉细。继服此方。

三诊（2015年11月24日）：患者心悸、胸闷感消失，纳寐可，二便调，舌质淡，苔薄白，脉细。守上方再进3剂，以辛甘通阳、养阴补血。

三、按语

患者胸闷于运动后明显加重，且病程比较久，多系心之气血不足所为。气为血之帅，血为气之母，气虚无力推动血脉，血虚不能载气，动则耗气，所以运动后症状加重；而胸阳不振，阴寒内盛，则可使胸闷持续不已。因而，用炙甘草汤加减，以辛甘通阳、养阴补血。

第五节　清开苦降治疗眩晕病

一、初诊（2015年11月17日）

（一）连城县医院周荣长主治医师汇报病史

患者李某，男，70岁。以"反复头晕、颈项不适1年，加重2小时"为主诉入院，入院时症见：头晕，伴恶心欲呕，舌质红，苔黄腻，脉细。考虑为眩晕，痰热内蕴证，治法为清热化痰，方予黄连温胆汤加减。服药后症状稍缓解，但仍有头晕，又平素有胃脘不适，舌尖红，舌后根偏黄，考虑阴虚内热，治疗上予知柏地黄丸加减清热养阴。服药后头晕好转，但仍偶有头晕。患者自行服用小柴胡颗粒，诉症状明显缓解。

（二）永定区中医院江庆文副主任医师

患者手脚畏冷，一过性视物旋转，大便黏，痰多，苔白厚腻，故考虑痰湿闭阻证；患者手脚畏冷考虑是痰湿闭阻阳气所致，而不是阳气虚。治疗上予苓桂术甘汤。四诊合参，患者病位在脾胃，证属痰湿，不赞同患者入院使用黄连温胆汤，因为患者有痰热上扰表现，故应使用药性向下的药物如茯苓、泽泻；患者痰湿明显，故加用健脾药物，如黄芪；患者肝气不升反降，肝气下陷则化风，故加用柴胡、葛根恢复肝主升的功能。

（三）连城县益民中医院黄仕发副主任医师

患者主要表现为头晕、腹胀、矢气频繁，且有长时间慢性胃炎病史，故患者脾胃虚，且患者性情急躁，心情不畅时头晕、呕吐等表现明显，属中医所说的木郁化火，炼液为痰，痰热上扰清窍，故有头晕、呕吐等表现。患者病机应为肝郁脾虚，肝阳上扰，病性属虚实夹杂，以脾虚为主，患者脾胃虚弱导致心气不足，致心脾两虚，患者病位在心、肝、脾、胃，赞同刚开始用黄连温胆汤；现患者以头晕、脾胃功能失常为主，现应益肝补脾、养心安神，加用化痰驱浊药物。

（四）武平县中医院饶伟英副主任医师

患者入院以"头晕"为主要见症，头晕明显时伴口干、口苦、恶心呕吐等表现，故刚开始使用黄连温胆汤见效。现患者头晕明显，严重时伴走路不稳，口干、口苦，舌质红，舌苔黄厚腻，故我认为患者现仍有痰热。患者已入院 13 天，现痰热有动风表现，故中医诊断为眩晕（痰热），治疗上用黄连温胆汤加钩藤、枳实、丹参等清热化痰、泻火为主。

（五）武平县中医院钟玲琼主治医师

患者为眩晕病，眩晕主要与肝、脾、肾相关。现患者有口苦、口干等痰热、肝郁的表现，中医学认为痰热主要来源以下几方面：①脾为生痰之源，肺为储痰之器，痰郁久化热；②肝郁化火，灼津成痰；③肾阴虚，虚火灼津成痰。现患者主要为痰热引动肝风的表现，故治疗上应使用黄连温胆汤加天麻、钩藤等药物清化痰热、平肝潜阳；患者年纪较高，且病程较长，痰热为标证，故治疗上后期应使用君水六君煎。

（六）上杭县中医院袁建洋副主任医师

询问患者有心下部不适感，头晕发作，舌淡苔厚。诸风掉眩，皆属于肝，可用左金丸；患者病史长，可添加吴茱萸汤，治疗可用苓桂术甘汤加左金丸、吴茱萸汤。

（七）上杭县中医院范有龙主治医师

患者以头昏沉、胸胁满闷为主要见症，头为清窍所在，病邪在头则见头晕。主要病机为枢机不利，升降失司，痰浊内阻，治疗上用小柴胡汤加白术、泽泻或三棱汤。

（八）龙岩市中医院阙茂棋医师

患者现以头晕为主要表现。诸风掉眩，皆属于肝，肝气郁而化热，故口苦、口干。治疗上应疏理肝气，方用升降散，肝气疏通，气机通畅则热自退。

（九）龙岩市中医院游福年主治医师

患者以头晕为主要表现，且症状反复，有口苦、口干等痰热表现，故刚开始可用黄连温胆汤治疗。诸风掉眩，皆属于肝，患者痰热为标，病机为肝气不疏，后期可疏肝理气，使痰热祛除。

（十）汀州中医院郑锋生主治医师

患者虽以头晕为主症，但有颈项部不适，应加痹证的诊断。患者有口苦、口干等痰热表现，且性情急躁，治疗应化痰热，再疏理肝气。

（十一）龙岩市中医院章浩军主任医师总结

患者为老年男性，头晕，偶有恶心欲呕，舌质淡红，舌苔厚腻，两手脉象均细。在中医诊断方面，大家都认为符合眩晕病的特征，可从肝风上扰或脾虚生痰、肾精亏虚等方面入手。系统分析患者病因病机，其论在肝者，肝主疏泄，通调水道，古有"诸风掉眩，皆属于肝"之说；其论在脾者，脾主运化，脾为生痰之源，肺为储痰之器，痰郁结日久化热，上扰于头面，清阳被扰而眩；而肾主藏精，亏虚则无以濡养头目而致眩。

在治疗上，可用小柴胡汤清开苦降。

处方：柴胡 10g，半夏 10g，黄连 3g，黄芩 10g，炙甘草 6g，干姜 10g，党参 10g，大枣 10g，桂枝 10g。

二、诊治经过

二诊（2015 年 11 月 20 日）：患者头晕感减轻，无恶心欲呕，舌质红，苔黄腻，脉细。继服此方。

三诊（2015 年 11 月 23 日）：患者头晕感消失，无恶心欲呕，舌淡红，苔白腻，脉细。3 个月后随访，诉未再发作。

三、按语

患者三焦枢机不利，清阳不升，头失所养，导致长期头晕不适。其病机为三焦枢机不利，兼有肝肾不足。病性属虚实夹杂，病位在上、中、下三焦。在治疗上，先清开苦降，寒热并用，开其枢机，以治其中上焦为主。待症状好转后，再以补肝肾治其中下焦为主，如金水六君煎，以图长效。

第六节　益气养阴治疗肺肾两虚肺胀病

一、初诊（2015 年 12 月 16 日）

（一）上杭县中医院郭琪斌主治医师汇报病史

患者刘某，男性，84 岁，以"反复咳嗽、咳痰、气促 10 年余，加剧 10 余天"为主诉，于 2015 年 11 月 1 日住院。辰下：患者咳嗽，咳黄白黏痰，量少，不易咳出，气促，动则加剧，喜端坐呼吸，偶感胸闷、心悸，精神疲乏，纳寐欠佳，大便正常，小便稍短。舌质暗边有瘀斑，苔白腻，脉滑数。心电图：窦性心律，偶发房性早搏；血常规：WBC 12.82×10⁹/L，NE 80.3%，HGB 126g/L；血凝：PT 14.5s，APTT 37.9s，FIB 4.19g/L，TT 11.4s；肾功能、心肌酶、电解质：均大致正常；胸片示肺气肿；TP 61.6g/L，ALB 33.3g/L，A/G 1.18，CHE 4726U/L，AB 86.07mg/L；心脏彩超：舒张期功能减退，主动脉瓣轻度关闭不全。中医诊断：肺胀，肺肾两虚，痰瘀阻肺；西医诊断：①慢性阻塞性肺疾病急性加重期，慢性肺源性心脏病，慢性心功能不全，心功能 Ⅲ‒Ⅳ 级，②偶发房性早搏，③轻度贫血，④低蛋白血症。入院后西医治疗予抗感染、解痉平喘、化痰止咳；中医治则为实则泻之，虚则补之，治法为补肺纳肾、化痰平喘兼活血化瘀，方选平喘固本汤合三子养亲汤加减。现患者气促，动则加剧，少气懒言，乏力，动则呼吸困难，偶有胸闷、心悸，精神疲乏，纳寐一般，大便数日一行，排便无力，小便有解。舌质暗，边有瘀斑，苔白稍腻，脉细数。

（二）漳平市中医院占仕成副主任医师

现患者仍有气促、乏力，动则呼吸困难，再结合脉象左手脉弱、右手脉弦，舌质淡，苔两边偏厚中间剥苔，考虑邪祛正虚，治疗予补益肺肾为主。

（三）武平县中医院饶伟英副主任医师

患者以气促，动则加剧为主，伴乏力，脉象双手均偏弱，舌质淡，苔两边偏厚中间剥苔。考虑患者病程日久导致肾阳亏虚，故治疗上应温补肾阳，方可用参附汤；病程较久，易致血瘀，故可加活血药丹参。

（四）汀州中医院郑锋生主治医师

患者经过治疗现仍有气促，动则加剧，少气懒言，乏力，动则呼吸困难，精神疲乏，脉象双手均偏弱，舌质淡，苔偏厚。患者病程较久，导致肾虚不纳，故治疗上以补肾纳气为主。

（五）连城县益民中医院黄仕发副主任医师

患者以咳嗽气喘为主，病程较长，脉象弱，舌质淡，苔偏厚。结合患者症状及病史考虑以阳虚为主，病位在肺、脾、肾，治疗上予温补肾阳、健脾化痰，方药予金匮肾气丸加化痰药。

（六）龙岩市中医院阚茂棋医师

患者现仍有气促，动则加剧，少气懒言，乏力，动则呼吸困难，脉象偏弱，舌质淡，苔两边偏厚中间剥苔。结合患者症状、舌苔、脉象，目前考虑气血阴阳亏虚，前期可以桂附地黄丸加车前子、牛膝阴阳并补，后期可健脾胃，方予归脾丸。

（七）龙岩人民医院韩宏副主任医师

患者面色白，声低，动则气促，口干不喜饮，舌淡干，中剥苔，脉寸弱，左侧尤甚，弦但重按无力。结合患者症状、舌苔、脉象，考虑脾气亏虚，脾虚生痰，津液不能上承，故口干不喜饮。治疗予益气健脾、化痰止咳，方药用补中益气汤合三子养亲汤。

（八）龙岩市中医院章浩军主任医师总结

患者入院诊断为"肺胀"，证属肺肾两虚；予平喘固本汤合三子养亲汤加减治疗后症状好转，现仍有气促，动则加剧，舌淡，中剥苔，脉弱。大家刚才主要从肺、脾、肾三方面入手，比较全面地阐述了患者病因病机及治法方药。

我认为现阶段患者以本虚为主，兼有痰湿，所以在治疗上先予生脉饮合枳术丸。

处方：枳实 20g，生白术 60g，麦冬 10g，五味子 10g，红参 10g。

二、诊治经过

二诊（2015 年 12 月 21 日）：患者仍气促，动则加剧，少气懒言，乏力，动则呼吸困难，胸闷、心悸消失，精神疲乏，纳寐一般，大便数日一行，小便有解。舌质暗，边有瘀斑，苔白稍腻，脉细数。继服此方。

三诊（2015 年 12 月 28 日）：患者无气促，胸闷、心悸消失，精神尚可，纳寐一般，二便调。舌淡，苔白稍腻，脉细。守上方再进 5 剂以补肾气。

2 个月后随访，诉未再发作。

三、按语

患者病程日久，本虚标实，本虚主要在于脾气亏虚；脾主运化，运化失常，水湿内停，日久炼液为痰，痰湿为其标实之证。痰阻于肺，肺失宣降，故有咳嗽、咳痰；脾气亏虚，运化失常，水谷精微代谢失常，先天失于濡养，肾阴不足，肾不纳气，故见气促；动则耗气，所以活动后症状明显加重。予生脉饮合枳术丸以行益气养阴、行气化湿之功。

第七节　调和营卫、调补气血法治疗子嗽病

一、初诊（2015 年 12 月 16 日）

（一）上杭县中医院郭琪斌副主任医师汇报病史

患者黄某，女性，26 岁，以"停经 3 个月，阴道出血 1 天，咳嗽 1 月余"为主诉，于 2015 年 12 月 8 日 12 点 23 分由妇产科拟"①先兆流产；②早期妊娠；③阴道壁囊肿；④疤痕子宫；⑤咳嗽原因待查"收住院。入院查体：神清，精神稍疲乏，双肺呼吸音增粗，未闻及干湿性啰音；心律齐，各瓣膜未闻及异常杂音；腹平，下腹耻骨联合上见一长约 12cm 横行陈旧性手术疤痕，腹肌软，无压痛、反跳痛。入院后完善相关检查，予安络血及 VitK4 口服止血等处理，但患者咳嗽明显加重，伴发热，于 2015 年 12 月 8 日 18 时，患者及家属经过反复慎重考虑后，要求终止妊娠不再保胎，签字为证，并要求转入呼吸科治疗。转科时症见：患者咳嗽，咳少量黄白黏痰，不易咳出，咽干口干，咳剧时右上腹痛，无畏冷、发热，无胸闷、胸痛、心悸、气促等。查体：神志清楚，精神疲乏，消瘦体型，贫血面容，舌淡红，苔薄黄，脉弦细，双肺呼吸音增粗，未闻及干湿性啰音。心律齐，各瓣膜未闻及异常杂音。腹平，下腹耻骨联合上见一长约 12cm 横行陈旧性手术疤痕，腹肌软，无压痛、反跳痛。血液分析：WBC 5.13×10^9g/L，HGB 85g/L，N 73.14%，L 16.24%，余大致正常；生化全套：TP 45.0g/L，ALB 26.5g/L，GLB 18.5g/L，Na 132.5mmol/L，Cl 86.9mmol/L，Ca 1.93mmol/L，余大致正常；血凝、粪便常规、尿常规均正常；肺部 CT 提示右肺上叶病变，考虑感染；心电图正常；妇科 B 超：①单胎早期妊娠，②宫颈下方无回声，③阴道壁囊肿。中医诊断：咳嗽，痰热壅肺；西医诊断：①咳嗽待查：肺炎？②低蛋白血症，③中度贫血，④电解质紊乱，⑤先兆流产，⑥早期妊娠，⑦阴道壁囊

肿，⑧疤痕子宫。西医治疗予抗感染、化痰止咳等对症处理；中医治疗予清热化痰、宣肺止咳，方拟桑白皮汤加减。现患者咳嗽较前好转，痰少色淡黄质黏，无畏冷、发热、汗出，咽痒咽干口干好转，精神、纳寐尚可，二便正常，舌淡红，苔薄，脉弦细。目前患者咳嗽仍较频繁，请各位专家讨论。

（二）漳平市中医院占仕成副主任医师

患者仍有咳嗽，痰少色淡黄质黏，舌淡苔白厚，脉细特别是两手寸脉弱。结合患者病史及体型，考虑为先天不足，体虚，再加怀孕，致气血亏虚明显，目前为心肺两虚证，治疗上以补心肺之气为主，兼化痰止咳。

（三）连城县益民中医院黄仕发副主任医师

患者现有咳嗽，痰少色淡黄质黏，舌淡苔白厚，脉弱。考虑患者正虚邪犯，邪入胞宫，再加上患者平素情绪较急躁，易导致肝气郁结，气机升降失调，郁而化热，故见咳嗽、口干。故现阶段治疗上可予小柴胡汤加减疏肝解郁、理气止咳，后期予补益气血治疗本虚。

（四）永定区中医院江庆文副主任医师

患者怀孕后出现咳嗽不止，伴发热，咳少黄白黏痰，不易咳出，偶有咽干口干，舌淡，苔薄，脉细。考虑开始时为正虚邪犯，现患者已无表证现象，考虑本虚为主，治疗上予健脾益气，方拟香砂六君子汤加减。

（五）龙岩市中医院阙茂棋医师

患者现仍有咳嗽不止，咳少量黄白黏痰，不易咳出，偶有咽干口干，舌淡，苔薄，脉弦细。患者平素比较容易急躁，易肝气郁结，枢机不利，肝郁化热，故可见咳嗽、口干。肝气犯脾日久，脾虚不运，气血生化无源，外加外邪入侵而发病，故治疗上应祛邪和里，方选柴胡桂枝汤加减。

（六）武平县中医院饶伟英副主任医师

患者体型偏瘦，平素本就气血不足，再加怀孕，本虚更加明显，故易被外邪侵袭。故在治疗上要着重补虚，予六君子汤加减补益气血。

（七）汀州中医院郑锋生主治医师

患者目前以咳嗽、咳痰为主，舌淡，苔薄，脉弦细。治疗上着重先予化痰止咳；考虑患者本虚为其根源，故治疗上应加一些补肺健脾之药。

（八）龙岩人民医院韩宏副主任医师

患者现仍有咳嗽不止，咳少量黄白黏痰，不易咳出，体型偏瘦，舌质淡苔白，脉细弦，考虑为本虚受邪。现患者无表证，太阳病转入少阳病，再加上患者使用抗生素，损伤人体阳气，故可见苔白。治疗上方予小柴胡汤以和解少阳，外加一些温阳药物干姜、五味子。

（九）龙岩市中医院章浩军主任医师总结

患者咳嗽出现在怀孕之后，可诊断为子嗽。前面诸位或从虚证论治，或从少阳枢机不利而论，从不同角度看问题，各有一定见解。

我认为治疗上应标本兼顾，宜解肌和营、降气止咳，兼温补脾胃，方予桂枝加厚朴杏子汤合理中汤加五味子。

处方：桂枝 10g，芍药 10g，生姜 10g，大枣 10g，炙甘草 6g，厚朴 10g，杏仁 10g，干姜 10g，红参 10g，白术 10g，五味子 10g。

二、诊治经过

二诊（2015 年 12 月 21 日）：患者咳嗽减轻，痰少色淡黄质黏，无畏冷、发热、汗出，咽痒咽干口干好转，精神、纳寐尚可，二便正常，舌淡红，苔薄，脉弦细。继服此方。

三诊（2015 年 12 月 27 日）：患者咳嗽症状消失，无畏冷、发热、汗出，无咽痒咽干口干，精神、纳寐尚可，二便正常，舌淡红，苔薄，脉弦细。守上方再进 3 剂调和营卫、调补气血。2 个月后电话随访未再发病。

三、按语

患者咳嗽出现在怀孕之后，中医诊断为"子嗽"。该患者体型偏瘦，素体中焦虚寒，水气易于上犯。体虚恰遇外邪侵犯，外有风寒束表，内有水气上犯，当属表里同病。其妊娠终止又使元气大量耗伤，再虚其里。故治疗上予桂枝加厚朴杏子汤合理中汤加五味子。其中，桂枝加厚朴杏子汤见于《伤寒论》第43条："太阳病，下之微喘，表未解故也，桂枝加厚朴杏子汤主之。"其可调和营卫、调补气血，兼以化痰止咳；而理中汤则重在温补脾胃之元气而扶正，再加五味子补肺敛阴。

第八节 温阳利水治疗阳虚水泛之悬饮病

一、初诊（2016 年 7 月 26 日）

（一）武平县中医院饶伟英副主任医师汇报病史

患者钟某，女，以"气促、乏力4天"为主诉，于2016年7月13日入院。症见：胸痛，气促，乏力，偶有咳嗽。查体：舌淡红，苔微厚浊，脉沉弦；神志清楚，胸廓对称，无畸形；右侧呼吸运动减弱，呼吸节律整齐，右侧语颤减弱，左肺叩诊呈清音，右上肺叩诊呈浊音，右下肺叩诊实音。入院后完善相关辅助检查，中医诊断为悬饮，饮停胸胁；西医诊断为：①胸腔积液，②肺癌，③左下肺炎，④心包积液，⑤高血压病，⑥脂肪肝，⑦右侧腘深静脉血栓形成。入院后中医予利水渗湿、温阳化气法治疗，用黄芪五苓散加减。具体用药如下：黄芪30g，桂枝15g，茯苓15g，白术15g，炙甘草10g，泽泻15g，猪苓15g，射干15g，桑白皮15g。药后患者仍气促、胸痛、乏力，兼口干，精神疲乏，纳差，寐少，小便少。舌红，苔薄白干，脉滑。调整为利水渗湿、温阳化气法，方选春泽汤加减。具体用药如下：黄芪30g，桂枝15g，茯苓15g，白术15g，炙甘草10g，泽泻15g，猪苓15g，党参30g，丹参15g。治疗难点：患者老年女性，肾阳不足，治疗上予温阳化气、利水消肿，患者仍双下肢浮肿，乏力，效果欠佳。

（二）漳平市中医院占仕成副主任医师

病人面色萎黄，舌较淡，苔薄白，脉偏弱，总为气血虚弱，阳气也偏于不足。因此治疗上一为泄下利水，二为加强温阳化气之效，可用真武汤加减；另外，考虑此病的病位在肺，因此用药上可以考虑用一些入肺经的药，如麻黄、杏仁之类以提壶揭盖，帮助其恢复宣发肃降的功能。

（三）上杭县中医院袁建洋副主任医师

患者为76岁的老年病人，目前的症状是胸痛、喘，下肢浮肿，大便稀溏，日行1～2次，口干不欲饮，舌淡苔白，脉沉。中医诊断：悬饮，治疗上可选用四君子汤送服十枣丸攻补兼施，补气利水。

（四）龙岩市第二医院郑文通主任医师

病人13号入院，入院后4～5天服用了黄芪五苓散之后还出现了双下肢浮肿，说明病人水饮非常厉害；病人76岁，肾阳虚衰，阳虚水泛的症状明显；从症状看，病人偶有咳嗽，没有任何表证，从病位上讲在里，而且是虚实夹杂。治疗上我也赞同以真武汤为主逐寒凝、利水饮，再加上泻肺逐水药。而这个病人食欲较差，脾胃虚弱，所以在逐水的同时要用些大枣之类的护胃之品，因"留一分胃气，便有一分生机""胃气一败，药石难施"，所以这个病人的治疗还是在于温阳利水、固护脾胃。

（五）连城县益民中医院黄仕发副主任医师

此病人既往有肺癌病史，其主要的症状是气促、胸痛，因患者表皮光亮，考虑水饮流于四肢；大便次数多，质稀薄，考虑饮邪留于肠胃。痰饮、溢饮这些症状都存在，病位考虑在肺、脾、肾，涉及肝，五脏虚衰，阳虚为主，致水饮内停，水饮泛滥。治疗上考虑其年纪较大，阳虚水积，回阳救急为先，予四逆汤先救其阳气，而后再予十枣汤峻下水饮。

（六）永定区中医院江庆文副主任医师

该病人本质是阳虚，标为水饮，属阴寒重症。阴寒之邪凝聚在体内，因此应以重用温阳药物为主，诸如附子类，用量可达30g；同时可兼用牵牛子以化饮治标。

（七）汀州中医院蓝东辉副主任医师

目前患者肾阳虚比较明显，同意用真武汤加减，可加大腹皮、车前草之类以利水消肿。

（八）龙岩人民医院章健副主任医师

病人双下肢水肿，皮肤绷紧发亮，加之饮停于胸胁，且患者长时间处于坐位，心肺功能必然受损。病人在阳虚基础上合并有气虚，治疗在温阳的基础上也要结合补气，可用真武汤加上补气药。

（九）龙岩人民医院韩宏副主任医师

患者双下肢明显浮肿，喘症不是很明显，自觉胸下痞闷不舒，二便正常。病人面色较暗，按《金匮要略》所提："心下痞坚，面色黧黑，其脉沉紧。"脉尺部沉紧，虽然一片虚象，但脉是沉紧的，因此可予真武汤合木防己去石膏加茯苓芒硝汤，这样给病人上下分消，前后有出路，使水饮从大小便而出。

（十）龙岩市中医院张广政副主任医师

患者病机整体上属虚实夹杂、寒热错杂，病因最主要的是寒与水凝滞在体内。驱邪外出需要动力和出口，四逆汤能很好地提供动力，而黄芪五苓散则能提供出口。关于出口问题，泻下从大便走是个很好的出口，提壶揭盖法也是个出口，可予黑附片、麻黄之类以提供动力，五苓散可提供出口，然而此方的效果用了感觉不是很明显，究其原因，临床思路有"病重药也要重"，我之前给病人用药基本上都只用15g，我认为可用至20g，加强通其水道的作用。

（十一）龙岩市中医院章浩军主任医师总结

刚才各家医院医生的发言让我感受很深，大家能够较好地应用中医经典理论思维对这个病人进行分析，辨其本虚标实、阳虚水泛，是对的。现在的问题是病人目前情况、治疗效果及原来疾病与现在疾病之间的关系如何，怎么样才能抓住疾病的主要矛盾？

我觉得治疗上还是得重用温阳利水。一部《伤寒论》讲的就是水、火的关系，湿为水之渐，水为湿之积，水气就是湿气，二者异名同类，这些都跟张仲景讲的水气病相关。水气病可以从上、中、下、内、外排出，邪气也是正气的一种变化，作为医生要学会变废为宝，把邪气转变成正气。该病人治疗应予以温药，考虑治疗水饮的几个方，在上用小青龙汤，治水饮在上，走表；治中用苓桂术甘汤；在下焦用真武汤。至于温阳，附子用于温下焦的肾阳，中焦用干姜，上焦用桂枝、麻黄通阳。肺为水之上源，肺气通则水气亦通，所以也可以用提壶揭盖法。用十枣汤泄其后阴，用五苓散利其前阴，再加上麻黄、杏仁之类，开鬼门，洁净府，这思路我不反对，但有时候如果用得太过，可能会对病人造成更大的损伤。

所以我觉得治疗这位病人还得从长计议，温阳利水需要，但是补中、守中更重要，目前病人上、中、下焦都出现水饮，本着"标本兼顾"的治则，考虑用木防己去石膏加茯苓芒硝汤，再加上真武汤温阳利水，其中芒硝软坚散水结，服后大便次数会增多，使水从后走，茯苓淡渗水湿而走前。

处方：附子（先煎）30g，生姜30g，白芍20g，炙甘草20g，茯苓50g，防己10g，桂枝30g，红参10g，生白术60g，枳实20g，芒硝5g。

二、诊治经过

二诊（2016年7月31日）：患者仍气促、胸痛，兼口干，双下肢浮肿程度减轻，精神疲乏，纳寐可，小便少。舌红，苔薄白干，脉滑。继服此方。

三诊（2016年8月5日）：患者无气促，胸痛感消失，无口干，双下肢无浮肿，精神尚可，纳寐可，二便调。舌淡红，苔薄白，脉滑。守上方再进5剂，患者痊愈，嘱其可不必再服药。

三、按语

该病人应该从中焦入手，因为阳明居中，"脾居中焦，以灌四旁"，为气血生化之源，水谷精微运化之枢纽，中气在这里起了很大的作用。病人心下痞满，气机升降出入失常所致。中焦是上下出入之枢纽，所以用药能使枢纽开启，就可起到事半功倍的作用。此病人呈坐卧位，胸腔有积液，双下肢浮肿，属于水病。而其纳食较差，小便正常，大便稀溏，2～3次/天，水湿有下泄之象。张仲景有言："病痰饮者，当以温药和之。"所以治疗应该予以温药，应在保胃气的基础上再温逐水饮，考虑利水的同时还应固本，治则为标本兼顾，治法为软坚散结、温阳利水。

第九节 和解少阳法治疗太阳转少阳之外感发热病

一、初诊（2016年7月26日）

（一）武平县中医院饶伟英副主任医师汇报病史

患者兰某，以"发热3天"为主诉于2016年7月11日11点27分收住入院。缘于入院前3天患者无明显诱因开始出现发热，体温最高达39.2℃，伴恶寒，头痛、全身酸痛，寒热往来，口干、口苦，头晕，偶有咳嗽，恶心不适，无呕吐，无寒战，无惊厥、抽搐，无口唇发绀，无咯血、高热、盗汗，无腹痛、腹泻等不适。辰下：患者神志清楚，精神稍差，发热，伴恶寒，口干，口苦，头晕，偶有咳嗽，恶心不适，饮食睡眠欠佳，大小便调。舌红，苔黄薄，脉浮数。入院后完善相关辅助检查，中医诊断：外感发热，少阳证；西医诊断：①右下叶大叶性肺炎，②急性化脓性扁桃体炎，③慢性乙型病毒性肝炎（携带者）。西医治疗予抗感染、保胃等对症处理。中医予小柴胡汤合葛根汤解肌发表，和解少阳。具体处方如下：黄芩10g，党参10g，半夏10g，柴胡15g，大枣10g，甘草6g，白芍20g，桂枝10g，麻黄10g，葛根20g，生姜10g。4剂，日1剂，水煎服。并配合中成药清开灵清热解毒。

7月14日：患者药后头痛、全身酸痛明显减轻，仍有发热，但较前减轻，最高体温达38.0℃，伴恶寒、口苦、口干、目眩、喜呕、默默不欲饮食，寐差，二便调，舌红，苔薄黄，脉浮数。考虑治疗有效，治予解肌发表、和解少阳，上方去麻黄、葛根。处方如下：黄芩10g，党参10g，半夏12g，柴胡12g，大枣10g，甘草6g，白芍10g，桂枝10g，生姜9g。4剂，日1剂。

7月18日：患者药后无恶寒发热，无头痛、全身酸痛，诉咳嗽，痰白量少，不易咳出，仍诉口苦、口干，稍感头晕，纳寐可，二便调，舌淡红苔薄黄，脉浮数。予银翘散疏风清热止咳。具体处方如下：金银花10g，黄芩10g，鱼腥草15g，桑叶10g，菊花10g，桔梗10g，杏仁10g，连翘10g，薄荷6g，甘草6g，芦根15g。2剂，日1剂。

7月20日：患者仍诉咳嗽，咽干，少痰，纳寐可，二便尚调，舌红，苔薄黄，脉细。患者咳嗽、咽干明显，考虑阴伤，予前方加玄参10g，麦冬10g，以清热养阴止咳。2剂，日1剂。

7月22日：患者诉咳嗽减轻，咽干好转，纳寐可，二便调，舌淡红，苔微黄，脉滑。治疗有效，效不更方。

讨论：伤寒初起，患者以发热为主要表现，经治疗后诸症消失，多见以咳嗽为主要或唯一表现，该如何辨证施治？

（二）漳平市中医院占仕成副主任医师

当寒热往来不典型时，以口干、口苦为主症，多属于外感热证，应予银翘散加石膏、黄芩之品以养阴清热。

（三）上杭县中医院袁建洋副主任医师

患者表现为咳嗽、咳痰，痰黄、质黏，舌苔黄腻，脉弦滑，证属湿热蕴结于里，应予"二陈汤合黄芩汤"清热除湿、化痰止咳。

（四）龙岩市第二医院郑文通主任医师

少阳证病机为寒邪在少阳，属半表半里。若素体阳盛，则病从热化，发为温病；素体阳虚，则病从寒化，发为伤寒。临床上可在辨证的基础上加以辨病，如当机体表现出局部热化时，可予小柴胡汤加紫花地丁、鱼腥草等清热之品。

（五）永定区中医院江庆文副主任医师

患者经抗感染等治疗后，目前以咳嗽为主，但凡妄用辛热之品，热必伤阴，因此疾病后期应以养阴、养气为主，可予四逆汤加当归等滋阴之品；若还有郁热，可加川贝等兼以清热。

（六）汀州中医院蓝东辉副主任医师

患者目前舌红苔黄厚腻，脉滑，表明仍有湿热之象。古有"立夏之后，小暑之前"皆夹有暑邪，因此在此时节的治疗，清热之余应加清暑之品，如六一散、香薷等。

（七）连城县益民中医院黄仕发副主任医师

风温发为病，一般夹湿夹温。当外感时行疫气，正气与之相争，虽体现为口苦、咽干，但仍可予小柴胡汤。若素体虚弱，脾胃运化无力，水湿代谢失常，痰湿郁聚于里，久之郁而化热，痰热郁结，又外感时邪，发为咳痰，可标本同治，予六君子汤加清热化痰之胆南星等。

（八）龙岩人民医院韩宏副主任医师

温病之说起源于刘完素，叶天士承前启后，而定性在于吴鞠通。温病初起，当予解表清热为主，用麻杏石甘汤合桑菊饮加减；温病后期多为气阴两虚，可予六君子汤加芦根以益气滋阴。

（九）龙岩市中医院张广政副主任医师

体质偏于热者，外感无论伤寒还是温病，殊途同归，均表现为热之象，诸如发热，甚则高热达 39～40℃，以及口苦、咽干等，可予葛根汤为主，加石膏、知母以清热存阴。

（十）龙岩市中医院章浩军主任医师总结

有关伤寒与温病寒温之争，在《伤寒论》第 6 条"太阳病，发热而渴，不恶寒者，为温病。若发汗已，身灼热者，名风温。风温为病，脉阴阳俱浮，自汗出，身重，多眠睡，鼻息必鼾，语言难出"就有阐述，其实两者没有明显的分界线，伤寒也可兼夹温病，即所谓"太阳温病"。因而在临证中无需顾虑是用仲景之经方还是温病时方，只要辨证准确，施治则能有效。

针对这个患者而言，初起发热、恶寒，经治热退、寒散，现仅遗留咳嗽的症状。究其病机，辨为太阳表邪未解，内转少阳而使其枢机不利。

其所遗留之咳嗽，我认为可宗仲景法，以小柴胡汤去参、枣、草，加干姜、五味子治之。

俗话言"熟读王叔和，不如临证多"，今天我结合自己从医四十多年临床经验，谈一些临证体会。通过感悟，将脾胃病所属十余种病用"吐、利、痞、痛、结"五个字加以简单概括。其内涵有二，其一为症状的描述，如吐涵盖了呕吐、吐酸、呃逆、嗳气、反胃等；利为下利（泄泻）、痢疾；痞为痞满；痛为胃脘痛、腹痛；结则为便秘、结胸等。其二则为病机的描述，即呕吐、吐酸、呃逆等之吐，多与胃气上逆有关；下利（泄泻）、痢疾之利，为脾气不升而致；痞满之痞，则为气机痞塞不通；胃脘痛、腹痛之痛，为"不通则痛"，或"不荣则痛"；便秘、结胸之结，则与气机结滞不通相关。

临床上，我常遵仲师之六经辨证，提出"以脾胃诸病为纲，六经分型为目"的方法辨治脾胃诸病。如以泄泻为例，我不同于教科书上所分证型，而在六经辨证指导下将其分为"三阳热利证、少阳太阴寒热利证、太阴少阴寒利证、厥阴热利证、厥阴久利证"等 5 种证型，应用经方并结合中医外治法进行治疗，临床疗效较为显著。

因而，"六经辨证治百病"，其治脾胃病者仅是开始，有待各位同仁的临证协力发展，共筑中医事业辉煌。

处方：柴胡 10g，姜半夏 10g，黄芩 10g，干姜 10g，五味子 10g，浓代煎。

二、诊治经过

二诊（2016 年 7 月 31 日）：患者诉咳嗽减轻，咽干好转，纳寐可，二便调，舌淡红，苔微黄，脉滑。继服此方。

三诊（2016 年 8 月 3 日）：患者咳嗽症状消失，口咽不干，纳寐可，二便调，舌淡红，苔薄白，脉滑。

三、按语

针对这个患者而言，初起发热、恶寒，经治热退、寒散，现仅遗留咳嗽。就其病位而言，从温病角度看，可辨为初在肺卫，后入气分；若按伤寒来辨，则初为太阳病，后转入少阳。关于病性，临床常言"有一分恶寒，就有一分表证"，本患者初起恶寒明显，应兼有表寒证，而根据《伤寒论》第 7 条所言："病有发热恶寒者，发于阳也；无热恶寒者，发于阴也。"患者体质偏热，外邪易于热化，故病性当辨为热证。可依仲景法，以小柴胡汤去参、枣、草，加干姜、五味子治之。

第十节 引火归原法治疗太阴病脾虚腰痛病

一、初诊（2016 年 8 月 5 日）

（一）龙岩市第一医院邱丽红主任医师病史汇报

患者李某，女，63 岁，因"腰痛伴全身乏力 1 年余"为主诉入院。入院症见：腰背疼痛，全身乏力，纳少，睡眠差，大便溏，小便调，舌淡红，舌尖略红，苔浊，脉不弱。福建医科大学附属协和医院（2016 年 6 月 16 日）查骨密度：$L_{1\sim4}$：T 值 –3.7，示严重骨质疏松；25（OH）27.4ng/mL；肝、肾功能、肿瘤标志物、尿液分析均未见明显异常。西医诊断：①骨质疏松症，②乏力待查；中医诊断：骨痿，脾肾阳虚，寒湿痹阻。入院后予抗炎镇痛、抗骨质疏松、中药封包、TDP 照射及补脾肾、祛风湿等治疗。2016 年 7 月 9 日考虑腰痛，脾肾阳虚，予金匮肾气丸加味。2016 年 7 月 16 日患者主诉全身无力，畏风寒，易感冒，偶尔发作性身上热感，出汗，心悸，过后全身发软，食欲欠佳，寒冷饮食即腹泻，睡眠差，予疏肝泄热、调和阴阳、祛风和营，方拟柴胡桂枝龙骨牡蛎汤加味。目前患者仍感全身乏力，时轻时重。

（二）永定区中医院江庆文副主任医师

此病人特征有双眼眼袋发黑，舌尖嫩红，苔白而燥。从病史上看，这个病人畏风、畏寒、出汗、腰痛，个人觉得诊断为腰痛或者肾着，这两个可能比较符合她的病。中医诊断如果是骨痿，个人觉得不是很合适。从辨证治疗来说，调营卫、温阳可能会比较关键。

（三）上杭县中医院范有龙主治医师

病人全身痛比以前好转，大便不溏，舌苔上看湿邪不是很明显，就是舌尖稍微有点红。从诊断腰痛或者痿证来看，更倾向于痿证，因为病人现在主要是乏力，起床比较辛苦，稍微走动就觉得累，所以更倾向于益气健脾这方面的治疗。

（四）漳平市中医院占仕成副主任医师

患者舌尖比较红，从怕风、怕寒、腰痛来看阳虚较甚，脉象也不算很无力，还是应该从健脾温阳补肾入手。

（五）龙岩人民医院章健副主任医师

病人之前是腰痛，经过治疗后效果比较好，现是以全身乏力为主，伴有畏风，怕吹空调，易着凉，个人觉得以阳虚为主，但是舌苔稍微浊腻，治疗上应以温阳益气健脾为主。

（六）龙岩人民医院韩宏副主任医师

现在虽然处于大热天，暑气较甚，阳热之气在一年中也较旺盛，但是此病人还是穿着比较厚的衣服，人很安静地坐着，加之舌质淡红，脾胃功能方面大便比较稀，容易化开，均提示脾阳不足，整个人的阳气也不足，所以鼓动生化代谢方面功能较差。所以一定要抓住病人阳气不足的特点，治疗上要注意温阳、通阳、养阳，要注重阳气的恢复。

（七）龙岩市中医院阙茂棋医师

首先这位病人最开始是疼痛，目前主要是乏力，而从病人面色来看，个人感觉她比较没有血色，而且是萎黄，舌苔是燥的，略带黄色，舌尖是比较红的，个人感觉脉象浮取就可感觉到，重按无力，所以感觉她的阳气是散在外的，没有收在里，而且她本身里面的阳气是虚的，阳气更多的是浮在外表，所以治疗上应把阳气往内收，重点在补肾阳和脾阳。

（八）龙岩市中医院刘启华医师

病人是以全身乏力为主诉，因脾主四肢，所以还是应温补脾阳。证属寒湿腰痛，可以用干姜苓术汤。六经辨证方面，考虑是太阴合并太阳证，以附子理中汤为主。

（九）龙岩市第一医院朱方红主任医师

病人面色萎黄，畏冷，经治疗后原来出汗的症状好转，说明治疗有效果。现整个人倦怠乏力，少气懒言，语声低微，舌质整体还是偏淡的，舌尖嫩红，舌苔偏干白色，脉象浮取有力，沉取芤，寸脉弱，关脉有滑象，提示内有里湿。这位病人最关键的问题是阳虚，卫外不固，且脾胃有湿，阳气被遏，所以津不上承，舌苔干；但因脾胃有湿气，大便偏溏，易化开，皆是脾阳虚的表现。所以这个病人是太阳的桂枝汤证和太阴证合并在一起，可以用桂枝加附子汤与理中汤，还可以加红参、附子、白术，白术的量可以用大点，效果会更佳。

（十）龙岩市第一医院张强副主任医师

病人面色比较黄，偏暗色，阳气虚的症状比较明显；舌质偏淡红，舌尖嫩红，舌苔白中略带黄且偏厚，考虑病人脾肾阳虚。病人极度疲乏，提示病变涉及营卫，可以用白术附子汤，大便偏溏稀，也可加桂枝。

（十一）龙岩市中医院张广政副主任医师

从病人目前的情况来看有一大堆的症状，如腰痛、心悸、乏力等，对这样的情况应该抽丝剥茧，抓主症。其腰痛的特点是白天黑夜都痛，没有明显的区别，然后就是全身乏力，身体有负重感，久坐久卧会加重，考虑体内夹湿；畏风寒，容易感冒，属于表虚，偶有发热、汗出，也是表虚的体现；心悸，全身发软，这是心阳不振的表现；吃了生冷食物容易腹泻，这是脾胃虚寒的表现；其大便水冲即散，并没有黏腻、黏马桶的现象，这也证实了其脾胃虚寒；睡眠也差，其舌尖较红，脉为虚中夹实，带有点微微的滑，不完全是细脉，带有点阳脉的感觉，跟其他症状有点不太相符合，此病人表现出一派虚寒征象，而脉却出现了一丝的浮滑，特别是左手的寸、关部比较明显，从六经辨证看，属于太阴少阴合病；至于是否有三阴合病，目前只有舌尖、脉象提示有郁热在里，所以也可以考虑太阴少阴厥阴三阴合病，心、脾、肾三脏的阳气虚弱，但是还夹有湿热，并不是一派的虚寒。至于选方用药，可用《伤寒论》中的附子理中汤治太阴，加桂枝汤健脾胃，再加麻黄附子细辛汤治少阴病；我们还要重点关注其身体重着，没有力气，可重用薏苡仁、苍术、厚朴以健脾化湿；可以用黄连汤治其郁热，黄连可以酌情用点，可以用3g；这里还得考虑麻黄的用量，这个病人可以逐步加量，可从10g用起；附子的量可以大些，可用到30g。

（十二）永定区中医院卢丽红主治医师

患者全身关节疼痛，有数十年的病史，凡是天气转冷就加剧，也没有晨僵的表现，要排除一下类风湿关节病；病人身上有热感，食辛辣刺激后眼睛不适，不一定是有实热，比如李东垣的补中益气汤可甘温除热，还是考虑这是阳气虚引起的热，所以考虑厥阴病可能还是不太合适，总体还是考虑其脾肾阳气不足。我还有点困惑，《伤寒论》中提到大便硬、小便不利，这个小便不利在临床中要怎么衡量？怎么算小便不利？要治疗到怎么一个程度？小便自利又是怎么样的？

（十三）龙岩市中医院章浩军主任医师总结

我先回答小便不利和大便硬的问题。

先说说小便不利。小便不利往往同时存在大便溏，张仲景在《伤寒论》中论述小便自利，提示水湿已经排出，很少有小便自利同时又见大便溏泄的。小便自利，说明大便硬，或者代表大便正常；如果大便溏，就有可能小便不利，这是仲景惯用写法。下利，就是指大便溏泄，我曾有专门课题来探讨。

第二谈谈大便硬。大便从溏泄转变成硬，往往提示脾阳得到了恢复。《伤寒论》中有"脾家实"，它实际上是与阳明病"胃家实"相应的。为什么要叫"脾家实"呢？"脾家实"指的是下利一日数十次，然后自然停止了，腹痛也消失了，说明脾阳来了，恢复了，把体内的湿邪与其他污浊之邪一并排掉了，实际上是一种"畅通"的表现，就是阳气来了，脾阳来复。

小便不利与大便硬，二者一般不会同时存在的。小便不利一般提示有内湿，所以这个时候就要利小便来实大便。张仲景对这个问题特别重视，在很多条文里都指出要"视其前后"，这里所说的前后并不是指看前后阴，而是要看大小便，前就是小便，后就是大便。看病人大小便的情况来判断寒、热、虚、实，这点非常重要，所以我觉得进行讨论有很大的临床意义。

医院今天准备的病例，从诊治经过看，我感觉你们对经典知识的学习是下了一番功夫的，取得一定的成效。从桂枝汤到桂枝龙骨牡蛎汤，再到小柴胡汤与桂枝人参汤，这一系列经方的使用，可以看出你们使用经方已经达到了较高水平，治疗效果也很好，原有症状腰痛、出汗、食欲不振、心慌、心悸、睡眠等改善明显，现在就剩下乏力，还比较明显，说明总的治疗方向是对的。

这个病例说来也巧，与我前面所讲的三个附子汤类方有点不谋而合。病人主要症状就是腰痛，跟我们前面讲的风湿相搏所导致的身体痛、不能转侧非常相似。实际上刚刚大家都提到脉象的问题，不是简单的一个浮、弦、滑，实际上带有些玄机，我觉得这个病例符合桂枝附子汤证。桂枝附子汤在方后注上说，如果没有大便硬，桂枝还是可以保留；若大便硬，加白术。先用桂枝汤治疗腰痛等症状有效，恶风也有改善，可见治疗方向是对的，符合风寒湿邪外侵而属表阳虚兼夹里湿的病机，应该说这个病例真的选得非常好。

这个病人有较明显的阳虚、内湿、外湿症状，她的面色萎黄，为虚证，气虚、阳虚、内湿都有；但她的舌象，特别是舌苔，比较干，有点带黄；脉象有点弦滑，特别是左边的寸部。所以这个病人给我的感觉是以虚为主，兼有点实。这个"实"在哪里呢？一个可能是化热，一个可能是水津之气不能上承。舌苔干，但并不想喝水，这个点请大家注意，口干不喜饮多为水液不能上承所致。这个病人最大的根结在哪里？我认为就在中焦，中焦脾胃运化水谷精微、化生营卫之气不足，卫外不固，卫气不能与营气相互和谐，则出现汗出、恶风。用桂枝汤治疗后症状改善了，说明辨治方向是对的，容易感受风寒之邪，天气变化症状可以加重，更加提示为营卫之气不和。脾胃中焦是关键所在，对外若不能化生营卫之气，则营卫失调，出现恶风、恶寒、发热；脾主四肢，主肌肉，久卧伤气，久坐伤肉，中焦脾胃虚弱，所以病人会感到气不足，即为乏力。现在胃口恢复，说明脾胃功能得到改善，但是还没完全好，还有乏力这个尾巴。

目前病人以乏力为主，我更倾向于辨为太阴病脾虚夹湿。一方面要继续用桂枝附子汤，再加白术温阳化气来调理脾胃、调和气血、调和营卫，其中姜、枣、草就能起这个作用；如果汗出比较多，还可以考虑加上龙骨、牡蛎。再结合一下天时地利，现在是夏季，中医认为夏气通于心，汗为心之液，这个时候出汗过多容易损伤心阳。夏季要补心，要温阳补心，温通心阳就是补心，因而桂枝用量可大些，汗出不是很多的时候取其温阳的作用。白术剂量也需加大，可用生白术60g，再加上枳实20g，二者即成枳术丸，目的在于阴阳相得，其气乃行，大气一转，其气乃散，通过调整中焦的气机让阳气得升、脾主升清。患者脾胃虚弱，不宜单纯呆补，用药宜灵动，可用桂枝附子汤加白术、枳实，再加用红参，实际上又包含了附子理中汤，再加山茱萸可以温补肾脏、引火归原。

这种情况不能急于求成，要慢慢调理，看看吃药后的感觉。如果舌苔不会更厚，口不会更干，那说明我们治疗方向是对的，温阳之药可以继续用。麻黄附子细辛汤中的麻黄，这个时候我不主张用，因麻、辛可散太阳之表寒，而病人目前并没有明显恶寒，只是仅以汗出、恶风为主，属表虚，故不宜用。

处方：桂枝30g，附子30g，炙甘草50g，枳实20g，生白术60g，红参10g，山茱萸30g，生姜10g，红枣10g。

二、诊治经过

二诊（2016年8月8日）：患者仍感全身乏力，时轻时重，纳寐尚可，二便调，舌淡红，舌尖略红，苔厚，脉不弱。继服此方。

三诊（2016年8月11日）：患者全身乏力感消失，纳寐尚可，二便调，舌淡红，苔厚，脉不弱。守上方再进5剂，以图长效。

三、按语

大便从溏泄转变成硬，往往提示脾阳得到了恢复。《伤寒论》就有"脾家实"，它实际上是与阳明病"胃家实"相应的，"脾家实"指的是下利一日数十次，然后自然停止了，腹痛也消失了，说明脾阳来了，恢复了，把体内的湿邪与其他污浊之邪一并排掉了，实际上是一种"畅通"的表现，就是阳气来了，脾阳来复。

小便不利与大便硬，二者一般不会同时存在。小便不利一般提示有内湿，所以这个时候就要利小便来实大便。张仲景对这个问题特别重视，在很多条文里都指出要"视其前后"，这里所指的前后并不是看前后阴，而是要看大小便，前就是小便，后就是大便，看病人大小便的情况来判断寒、热、虚、实。

病人主要症状为腰痛，病例符合桂枝附子汤证。桂枝附子汤方后注言：大便硬，可去桂加白术汤。先用桂枝汤治疗恶风、腰痛等症状，症状改善，治疗方向无错，故该病应为风寒湿邪外侵、表阳虚兼夹里湿。其面色萎黄，为虚证；舌象尤其舌苔偏干，舌苔偏黄，为实热证；脉象偏弦滑，尤其以左寸部明显，此乃以虚为主，兼有点实，一则化热，二则水津之气不能上承。舌苔干，但口干不喜饮，多为水液不能上承，病位主要在中焦。中焦脾胃运化水谷精微、化生营卫之气不足，卫外不固，卫气不与营气相互和谐，则出现汗出、恶风。用桂枝汤治疗后症状改善了，容易感受风寒之邪，天气变化症状加重，更加提示为营卫之气不和。脾胃中焦是关键所在，对外若不能化生营卫之气，则营卫失调，出现恶风、恶寒、发热；脾主四肢，主肌肉，久卧伤气，久坐伤肉，中焦脾胃虚弱，气不足，则乏力。病人纳可，提示脾胃功能得到改善。

太阴病脾虚夹湿，一者调理脾胃、调和气血、调和营卫，二者调整中焦的气机，让阳气得升。

第十一节　疏通气血法治疗中风病

一、初诊（2016年10月12日）

（一）连城县益民中医院黄仕发副主任医师汇报病史

患者王某，男，71岁，以"反复左侧肢体乏力、麻木4个月"为主诉于2016年8月3日入院。患者4个月前因突发左侧肢体乏力，在县医院诊断为"脑梗塞、高血压"，经住院治疗后好转出院，但左侧肢体乏力、麻木反复发作。入院症见：左侧肢体麻木、乏力，头晕，右踝关节肿痛，发病以来精神可，睡眠差，食欲差，二便正常，体重无明显变化，舌暗红，脉弦结。血常规：WBC 9.76×10^9/L，N 74%；生化全套：UA 481μmol/L，GGT 61U/L，LDL-C 3.14mmol/L，LP 436mg/L；彩超：双侧颈动脉内中膜增厚并右侧颈动脉斑块形成，双侧椎动脉、左侧颈总动脉血流速度偏慢，脂肪肝，双肾结石并双肾囊肿，前列腺增生；CT：①右侧基底节区软化灶，双侧内囊基底节区腔隙灶，②老年性脑改变，③大枕大池增大，④双肺少许慢性炎症，⑤冠状动脉钙化。入院中医诊断：中风，肝肾阴虚，痰热瘀血内阻；西医诊断：①脑梗塞后遗症，②高血压病，③痛风性关节炎。入院后先后予温胆汤加天麻、白芍以化痰开窍、养阴柔肝，天麻钩藤饮柔肝补肾，补阳还五汤益气活血通络，同时结合针灸、推拿、理疗等处理，患者目前肢体活动仍不灵活，主诉乏力，食欲不振。

会诊目的：对于长期因病卧床的病人，如何做好饮食调理及情志治疗？中药治疗中风后遗症有何进展？

（二）武平县中医院钟玲琼主治医师

患者突患中风，备受打击，情志不畅，合并抑郁状态是临床常见问题。

西医方面必要时可予以抗焦虑治疗。中医方面，中风常属本虚标实，气血不足、肝肾亏虚为致病之本，风火痰瘀为发病之标；中风急性期的病人多肝风夹痰、夹火，上蒙清窍；该患者舌红、苔稍黄腻属痰热未清，也有瘀血阻滞的表现，气虚表现尚不突出。可参照郁证的治疗，用丹栀逍遥散合温胆汤，待痰热肝郁好转后再考虑活血化瘀。

（三）永定区中医院江庆文副主任医师

辨病方面，首先是同意中风的诊断。患者住院 2 月余，诸多症状已经发生改变，综合患者病史、症状、体征，应补充诊断痹证。中医辨证方面，患者四肢不温，欲哭欲笑，难以控制，舌苔白浊，从症状上看热象不甚明显。四肢不温并非由于阳气虚弱，是由阳气被痰瘀浊内郁引起，故治疗上选方可用半夏白术汤或四逆散加减。

（四）上杭县中医院袁建洋副主任医师

患者老年男性，发病至今半年余，其上肢肌张力增强，舌红苔黄，边有散在瘀象，左脉滑，右脉沉，同意中风的诊断。中风的病理因素通常是风、火、痰、瘀，但我们不能把它们单独分开来看，中风的致病因素应该是相互夹杂的，是它们共同作用的结果。该病人主要考虑风痰瘀血闭阻脉络，方选桃红四物汤合涤痰汤加减。患者老年男性，既往有中风病史，舌暗苔黄腻，属病在三阴经，栀子豉汤证；四肢不温属少阳郁证，故该患者病位在三阴和少阳。从五运六气来看，上半年属少阳相火司天，下半年属厥阴风木，现在主气属阳明燥金，故选方温胆汤加减。

（五）连城县益民中医院刘毅主治医师

患者以左侧肢体乏力、头痛、易怒、怕冷、食欲不振等为主诉，舌暗苔黄腻，属阴阳两虚，痰瘀互结。肝主血，阴血不养津，津不足则肢体麻木；肝体阴而用阳，阴不足亦会导致易怒；患者乏力怕冷、食欲不振，考虑肝郁克脾土，肾阳不足不能温煦脾土；患者舌质暗苔黄腻，为痰浊瘀阻之象。治疗可用六味地黄丸和黄芪桂枝五物汤，食欲不振可酌加消食的药物如山楂、神曲、麦芽等。

（六）龙岩市中医院阚茂棋医师

患者易怒，欲哭欲笑，难以控制，脉弦稍滑，属肝气郁滞，郁久化热，肝火上亢，肝木克脾土，脾虚痰湿内生，痰湿阻络日久化瘀所致，病机比较复杂，总属风火痰瘀阻络。然诸症皆因肝气郁滞引起，故当先疏肝解郁，同时予化痰除湿、活血化瘀，疏肝可用柴胡汤类方，化痰可用涤痰汤，酌加活血化瘀的药，重点在于疏肝理气。

（七）龙岩市中医院范文东主任医师

大家从中医内科学的角度来论述中风，对中风的致病因素论述得非常透彻。从经典来论，该病人偏向黄芪体质和麻黄体质之间，故该患者疲劳、寐差、易激动。《金匮要略·血痹虚劳篇》曰："血痹，阴阳俱微，寸口关上微，尺中小紧，外证身体不仁，如风痹状，黄芪桂枝五物汤主之。"故黄芪桂枝五物汤酌加葛根升阳，川芎、当归活血。黄芪汤可改善脑部微循环，脑部血液循环改善后，睡眠自然会改善，故临床治疗寐差不一定用生龙骨、生牡蛎等安神的药物。改善胃肠功能亦可帮助改善睡眠。

《古今录验》中的续命汤治中风痱，身体不能自收持，口不能言，冒昧不知痛处，或拘急不得转侧。中风或中风后遗症者也可用此方加减，效果也不错。此方偏燥热，石膏剂量要大，可用 50～80g。治疗百合病的百合地黄汤可用于有精神焦虑状态的患者，病人烦躁时可加栀子、连翘。故该患者在治疗上可予黄芪桂枝五物汤加减和续命汤加减轮流服用。虽然患者有高血压，但黄芪桂枝五物汤有降血压作用，把握好用量即可。患者舌红苔黄等乃为表象，四肢不温乃清阳不能外展，续命汤可外展清阳。

（八）龙岩市中医院章浩军主任医师总结

大家从各角度分析得很到位，很透彻。该病患为中风后遗症，卧床住院治疗半年余，患者年逾花甲，气血阴阳俱虚，痰湿瘀血阻络，属本虚标实。另从抑郁考虑也是很好的思路。

我的看法是：目前患者有乏力、烦躁、目不能视、寐差、纳差、四肢逆冷等不适，诸多症状均可用一个"郁"为病机来解释。诸郁以气为先，气郁日久则风火痰湿郁接踵而至，且该患者久卧伤气，气机不畅是其关键。患者虚烦乃上焦郁火所致，为栀子豉汤证；饮食不振，腹胀而不痛，乃中焦气机痞塞的表现，痞即不通，为中焦有郁；肾主藏精，肝主藏血，气血不通，下焦郁滞，可见阳气不达之四肢逆冷。

应治以疏肝解郁、通调气机，同时还应配合心理治疗，舒畅情志，以及应用外治如推拿、按摩等疏通气血之法，调和气血。切勿过用滋阴、活血等药。

可用栀子豉汤合四逆散合半夏泻心汤，其中栀子豉汤清上焦之郁热；半夏泻心汤辛开苦降，开心下中焦痞滞之气机；四逆散为治少阴病厥逆之方，该患者四肢逆冷，阳郁不达，故可用。什么是厥？仲景认为气血阴阳不相顺接即为厥，因而调畅气机可视为首要之法。以栀子豉汤清上焦之郁热，四逆散可通达表里内外，半夏泻心汤可疏通上下，故三方合用则上热得清、中下气郁得开。

处方：栀子 5g，淡豆豉 10g，厚朴 10g，法半夏 10g，黄芩 10g，黄连 3g，干姜 10g，炙甘草 6g，枳实 10g，生白芍 10g，柴胡 10g，夏枯草 10g。

二、诊治经过

二诊（2016 年 10 月 15 日）：患者左侧肢体乏力感减轻，神清，纳差，寐可，二便正常，体重无明显变化，舌红，脉弦结。继服此方。

三诊（2016 年 10 月 18 日）：患者乏力感消失，神清，纳寐可，二便正常，舌红，脉弦。守上方再进 5 剂，以通达表里内外、疏通上下。

三、按语

该病患为中风后遗症，卧床住院治疗半年余，患者年逾花甲，气血阴阳俱虚，痰湿瘀血阻络，属本虚标实。

诸郁以气为先，气郁日久则风火痰湿郁接踵而至，且该患者久卧伤气，气机不畅，上焦郁火，故患者虚烦。饮食不振，腹胀而不痛，乃中焦气机痞塞，为中焦有郁；肾主藏精，肝主藏血，气血不通，下焦郁滞，可见阳气不达之四肢逆冷。

治疗以疏通气机最为重要，应治以疏肝解郁、通调气机。单用疏通气机药物治疗的同时，还应配合心理治疗，舒畅情志，以及应用外治如推拿、按摩等疏通气血之法，调和气血。切勿过用滋阴、活血药。

第十二节　补益肝肾法治疗虚劳病之腰酸

一、初诊（2016 年 10 月 12 日）

（一）连城县益民中医院黄仕发主任医师汇报病史

患者罗某，女，51 岁，患慢性肾衰竭 7 年，主诉：腰酸，眼花，乏力 7 年。现症见：有时腰酸，眼花，乏力，精神不振，有时上腹疼痛，二便正常，贫血外观，舌质淡红，舌苔薄白，脉细弱无力。中医诊断：虚劳，脾肾气虚；西医诊断：①慢性肾衰竭，②慢性胃炎。请各位专家同仁给予诊疗意见。

（二）武平县中医院钟玲琼主治医师

患者现在以腰痛、眼花、乏力为主，尿毒症的症状不明显，舌质淡红，苔薄白，脉沉细。为脾失运化，肾不藏精所致，治疗上以健脾益气、温固脾肾为主。如果用两个方的话我选补中益气汤合桂附地黄丸，用一个方选归脾汤。

（三）永定区中医院江庆文副主任医师

慢性肾衰竭在临床上比较多见，主要临床表现为水肿，经过治疗还是比较容易消的，但是蛋白尿容易反复。以前我有个朋友，他经过治疗后，3 个加号的尿蛋白都降下来了，但是没过多久又出现蛋白尿。对于慢性肾衰竭，个人体会治疗的关键还是要抓住脾和肾，病程长的患者可加一些收涩药物，如芡实。

（四）连城县益民中医院刘毅主治医师

患者辨病为慢性肾衰竭，现在主要表现为小便清，但是量少，个人考虑为脾肾阳虚，膀胱气化不利。治疗上予温补脾肾，以五苓散为基础方加减。现患者的舌苔不是很厚，我个人认为以温肾阳为主。

（五）龙岩市中医院阙茂棋医师

从患者的病程来看，还是比较长久的，刚刚我也去问患者了，他现在有腰背部酸痛不适，比较容易乏力。病程日久且患者腰背部酸痛不适，我考虑以肾虚为主。肾主藏精，要靠后天精微濡养，脾为后天之本，个人感觉现在治疗患者要从两方面入手，一是健脾，二是补肾，以补脾肾阳为主，方用肾气丸。

（六）龙岩市中医院范文东主任医师

患者病史比较长久，而且还到处求医，在求医的过程中总体比较急躁，肯定肝郁，不然也不会那么急。刚才患者说有小便不利，而且口干，面色是比较淡的。看到此病人，我就想起一个方——小四五汤，就是由小柴胡汤加上四物汤，再加上五苓散。患者口干，人也比较焦虑，用小柴胡汤来疏肝理气；四物汤可以补血活血；五苓散用于治疗小便不利。另外，此类病人一定要保持大便畅通，如果大便不通，可以加大黄通大便；如果有阳虚可以加入肉苁蓉，而且要重用肉苁蓉。在临床上，很多医生都喜欢用黄芪治疗此类病，但我看来此患者不适合用黄芪，用黄芪的患者一般都有脸胖大，而此患者比较瘦，不太适合用黄芪，比较符合柴胡体质。

（七）龙岩市中医院章浩军主任医师总结

大家对此病人的看法都有一定道理。这个病人主要特点就是发现肌酐升高已有 7 年余，病程比较长。通过长期的治疗，肌酐得到了一定的控制，但是长期还有蛋白尿或血尿。患者曾有水肿，经激素治疗后现已无水肿。刚才大家分析，主要认为治疗当以补益肝肾为主。

我认为患者是慢性消耗性疾病，属于中医虚劳病范畴。其肌酐长期升高，这就是一种浊邪。《黄帝内经》早已有论述，即"阳化气，阴成形"，所以治疗上应充分考虑到这一点。从阴成形角度看，患者阴寒之气较重，体内一些水湿浊物原本可通过代谢排出的，现停聚在体内。患者怕冷，四肢厥冷，脉沉而细，从六经辨证分析，应属于三阴合病。治疗上方选用当归四逆加生姜吴茱萸汤，以治其脏有久寒。

处方：当归10g，细辛6g，通草6g，桂枝10g，干姜10g，生白芍10g，生姜10g，吴茱萸10g，炙甘草6g。

二、诊治经过

二诊（2016年10月15日）：患者仍感腰酸，乏力，精神不振，眼花症状消失，无上腹疼痛，二便正常，贫血外观，舌质淡红，舌苔薄白，脉细弱无力。继服此方。

三诊（2016年10月18日）：患者偶感腰酸，仍有轻微乏力感，精神尚可，眼花症状消失，无上腹疼痛，二便正常，舌质淡红，舌苔薄白，脉细。守上方再进5剂，以补益肝肾，调节精气神。

三、按语

患者为慢性消耗性疾病，属于中医虚劳病范畴。其肌酐长期升高，此乃浊邪内生。《黄帝内经》有云："阳化气，阴成形。"患者阴寒较重，水湿浊物停聚于内，故见其畏寒，四肢厥冷，脉沉而细。从六经辨证分析，应属于三阴合病，治疗上应"温其脏"。

第十三节 温肾行水法治疗肺胀病

一、初诊（2016 年 10 月 26 日）

（一）漳平市中医院占仕成副主任医师汇报病史

病例 1：患者王某，男，78 岁，以"胸部憋闷、喘息伴咳嗽 40 余年，加剧 2 天"为主诉，于 2016 年 10 月 16 日由门诊拟"肺胀"收住入院。现病史：缘于入院前 40 余年无明显诱因出现胸部憋闷，喘息上气，动则加剧，伴咳嗽、咳痰，痰白量多质黏，不易咳出，无胸痛，无发热、恶寒，夜间可平卧，多于受凉、劳累及冬春季节时发作，每年发病时间累计达 3 个月以上，先后多次就诊于外院及我院，诊断为"慢性阻塞性肺疾病、慢性肺源性心脏病"，经抗感染、止咳平喘等治疗后症状可缓解，40 余年来上述症状反复发作。2 天前无明显诱因再发胸部憋闷，呼吸浅短难续，程度较前加重，活动后为甚，夜里尚可平卧，伴咳嗽，咳痰，色白量中质黏，不易咳出，无恶寒、发热，无胸痛，无端坐呼吸，无腹痛、腹胀、腹泻，无尿频、尿急、尿痛。今为求诊治，就诊我院，门诊拟"肺胀"收入。辰下：神清，疲乏，胸闷不舒，呼吸浅短难续，动则加剧，咳嗽、咳痰阵作，痰白质黏量中等，不易咳出，易汗，纳可，寐差，大便每日 1～2 次，质软成形，小便正常，发病以来体重无明显减轻。

病例 2：患者林某，男，59 岁，以"反复咳嗽、咳痰伴喘息 8 年余，加剧 3 天"为主诉于 2016 年 10 月 18 日入院。现病史：缘于入院前 8 年余无明显诱因出现咳嗽，呈阵发性发作，夜间及晨间为甚，痰白质黏稠，尚可咳出，痰无恶臭，伴活动后气促，多于受凉、冬春季节时发作，每年发病时间累计达 3 个月以上。曾多次就诊于漳平市医院及龙岩市第一医院，诊断为"慢性阻塞性肺疾病"，予抗感染、止咳平喘等治疗（具体不详）后症状可缓解，但上述症状反复发作。3 天前再发咳嗽、咳痰，痰白质黏量多，尚可咳出，晨起、夜间为甚，伴胸闷痛，活动后气促，上 2～3 层楼梯即感气促明显，无恶寒、发热，无咳脓臭痰，无咳粉红色泡沫痰，无端坐呼吸，无夜间阵发性呼吸困难，无双下肢浮肿。辰下：神疲，咳嗽、咳痰阵作，晨起、夜间为甚，胸闷，活动后气促，胃纳尚可，夜寐欠安，二便自调。

（二）武平县中医院陈建平副主任医师

我对第 1 个病人的印象是舌质红，舌苔干，口干明显，跟病例上写的有些出入。本来我考虑为痰浊阻肺，方用苓甘五味姜辛汤，而我去看过病人之后觉得他已经有热象了，考虑可能是前期用了温药的结果，目前我觉得这病人可能有痰热伤阴的表现，可用定喘汤合参脉饮。至于第 2 个病例，患者已无痰，最突出的是胸闷痛，活动后加剧，我认为可考虑先按胸痹来处理；舌苔较厚，给人的感觉是痰瘀痹阻兼有气虚，热象不是很明显，选方可用瓜蒌薤白半夏汤合桃红四物汤再加党参、黄芪等补气之品。

（三）汀州中医院郑锋生主治医师

病历上写的是舌淡红、苔薄白、脉乏力，我看了病人后觉得是舌红绛，苔为腻腐苔，脉沉；病历上诊断为痰浊壅肺，按照《中医内科学》上讲的，痰浊壅肺舌象是舌暗红，苔浊腻或白腻，脉濡滑或者沉滑，我觉得病历上可以改进一下。在用药上，如果一开始就辨为实证，却用黄芪、党参去补，这是不是有点矛盾？是不是应该行气化痰燥湿？至于补气，可以用在后期调养。

（四）汀州中医院蓝东辉副主任医师

这两个病例都是肺系疾病，对于病历上诊断为肺胀，我还是同意的；至于武平县中医院专家说的胸痹，个人不是很赞同。因为肺胀这个病名在《金匮要略》的"肺痿肺痈咳嗽上气篇"里有提到，肺胀并不是肺系一个固定的病，病人有咳嗽，有喘气，有痰，并且要有胸中胀闷；后面演变到内科书里一个独立的病名，有肺系病反复的病史，时间长，伴有咳嗽咳痰、喘、闷、胀，有这样几个症状特征，符合这个症状再下肺胀的诊断才是比较客观的。

第 2 个病例除了胸闷之外还伴有胸痛，病机上可能出现肺病及心。

这是我关于病名的一个讨论，因确定病名对之后的治疗、判断预后都有很大的指导作用，如果辨为胸痹，治疗之类的都有所差异。因为肺胀的病史较长，所以容易出现虚实夹杂，比如实证的咳嗽咳痰，痰白、痰黄、痰黏，口干口苦，以及喘等，但这还是源于病久以后肺、脾、肾脏的虚损，所以活动后加剧，在这里实证与虚证的主次要分清。至于用药方面，《金匮要略》里有厚朴麻黄汤之类，痰热壅肺可用麻杏石甘汤，痰湿可用桂枝加厚朴杏子汤，这个要根据每个人的认识和用药经验决定；这种肺胀的病人可以在急性发作期控制之后，在缓解期注重补脾、补肺、补肾之类的治疗，比如用四君子汤、六君子汤、金匮肾气丸（汤）治疗，以减少疾病发作的次数，提高病人的生活质量。

（五）永定区中医院江庆文副主任医师

这两个病例的主症都是憋闷，第 1 个病例为 78 岁的老人，形体比较胖，面色比较紫暗，神疲，舌质红且较干，苔两边偏腻。我觉得这个苔对他的诊断意义较大，病人的症状符合肺胀的诊断，本虚为肺、脾、肾三脏亏虚，标实为痰浊与瘀血，瘀血痰浊阻滞导致肺的宣发肃降失司而出现憋闷。至于是痰为主还是瘀为主，这还是要根据患者的具体情况分析。还有就是要判断这个痰是寒痰还是热痰。大部分的痰是源于水，但是为什么会化热？一是郁而化热，二是在下午申时气要下藏于肾，下降一定要有个度，如果下降不行就会溢于上焦，我觉得这个病人就是属于相火不藏，证属痰热壅肺；或者从脏腑辨证角度可以考虑肝火犯肺，从病人咳嗽连声，咳嗽时满脸通红，咳嗽完之后不觉得舒服可知。如果要用经方去治疗，可选用木防己汤；时方可选清金化痰汤，里面主要有瓜蒌，它也可以泻肝胆之火。

第 2 个病例 59 岁，但是我感觉好像不止这个岁数，有点显老象。他有两个主要的症状，一是胸中憋闷痛，我感觉可能跟他的骨质疏松有关，因为骨质疏松的病人除了背痛之外还有胸痛；二是汗多，身上黏糊糊的，可以查一下是否有甲亢。这个病例舌质是偏红的，苔比较黄腻，相对第一个病例来说病情轻点，可参考第一个病例，因为都是肺胀，痰热郁肺。如果这个病人诊断肺心病，心功能 2 级，液体量也应该适度控制一下。

（六）上杭县中医院袁建洋副主任医师

我觉得通过刚才的查房，对病人的病情有个初步的了解，但是时间可能偏短了点，我目前对他的病情不是特别的了解。这位病人病历上写的是发病 40 多年，这就意味着 30 多岁就发病了，这个发病年龄有点早，而且我不知道这位病人是一开始发病就会咳嗽、喘，还是发展到后面才出现的喘，如果一开始就出现喘，有没有考虑过哮喘和喘息性支气管炎呢？去看了病人之后，我觉得他跟平常见到的 COPD 的患者在身形方面不是很像，这位病人整体看起来比较肥胖，比较壮点，很多有肺系慢性消耗性疾病的人都比较瘦，所以我考虑这位病人是否真的到了 COPD 这阶段。我对病人一开始入院的情况不是很了解，不知道是否有表证，按照现在的情况来看至少是已经没有表证了，整个人看起来比较虚，按照急则治其标、缓则治其本的原则，目前应该补肺肾为主；舌淡红，苔两边厚腻，且有剥苔，考虑还是有虚热的表现，总的来说还是以化痰补肺纳肾为主。

（七）漳平市中医院张士定主任医师

这位病人 2009 年来的时候是以气喘、咳嗽、多痰、痰白为主，每次都是病情加重的时候过来，经过治疗好转后因为家庭因素出院。病人介绍得也不是很清楚，第一次就说这样已经 30 多年了，也有其他医院的住院记录，诊断也不是很清楚。

（八）上杭县中医院范有龙主治医师

病例 2 痰比较少，目前主要是乏力、多汗、气紧，活动后加剧，舌质淡，苔厚，脉细，个人考虑以肺肾为主，可用金匮肾气丸加六君子汤治疗。

（九）龙岩市第一医院朱方红主任医师

第 1 个病例主诉的描述还是比较符合病人的情况的，主要是胸部憋闷、喘、咳痰为主，病史很长，当时是因为喘息性支气管炎还是其他的病引起就不知道了，不太像哮喘，因为他没有哮喘的典型症状。从他的症状来讲，中医诊断肺胀还是没问题的。关于舌脉，病历提供的是舌淡红、苔薄白、脉乏力，但是我们实际上看到的是舌质暗红，舌苔比较干，两边比较厚，中间有剥苔，脉沉细，我考虑证型为痰浊阻肺，但是久病致虚致瘀，也有点气阴亏虚的症状。治疗上目前以化痰降逆为主，可以适当加些益气养阴的药物。

第 2 例病人也是以咳、痰、喘为主，病程相对短点，还有就是胸闷、咳痰，痰不算太多。关于胸痛，病史也提供了他有胸椎压缩性骨折、重度的骨质疏松，这也会导致明显的胸痛和腰痛，所以我不太赞同刚才说的胸痹这个诊断，诊断喘证和肺胀应该都是可以的。病人舌质微红，舌苔比较厚腻微黄，脉滑数，考虑痰热郁肺，病久后有脾虚夹湿的表现，所以治疗上以清热化痰、健脾宣肺为主，用药上考虑在二陈汤的基础上加些清热化痰药。

（十）龙岩人民医院韩宏副主任医师

这两个病例给我比较深的印象是，第 1 个病例虚多于实，第 2 个病例实多于虚。第一个病例的舌象给我们一个重要的提示，气阴两亏相当明显，主要是脾肺两脏气阴亏虚，尤其是舌质鲜红而干，缺乏津液，两侧舌苔干，剥苔。这位病人病程那么长，属慢性消耗性疾病，这段时间大便次数增加，每天 2 ～ 3 次，两只脚轻微浮肿，咳嗽，气喘，总体给我的印象是气阴两亏明显，所以在用药上我比较倾向于用生脉散合沙参麦冬汤，再结合二陈汤之类比较温和的化痰剂。

我不太赞同在中医病名上去争论，中医看病主要讲病机，不管是哪个病，不管中医病名是什么，只要有相同的病机，用相同的办法就一定会有效，所以不要去纠结病名是胸痹还是肺胀还是其他的。

第 2 个病例精神状态好些，咳嗽，无痰，但是自我感觉有痰且咳不出来，舌质偏红，舌苔微黄腻，小便多，大便也多，一天拉 3 ～ 4 次，质稀，自我感觉潮热，头部汗多，身上的汗倒不多。这位病人给我的印象是饮证，有支饮，有痰饮，我主张用茯苓杏仁甘草汤合橘枳姜汤。

（十一）龙岩市中医院阙茂棋医师

第 1 个病例的舌质偏红，舌苔两边偏厚，有痰咳不出，加之病程较长，总体属虚实夹杂，痰饮阻滞肺部。痰饮的产生与肺、脾、肾及三焦的疏通有关，这位病人痰浊阻肺，肺、肾、脾偏虚，虚实混合在一起，所以在急时可以健脾化痰、清热祛湿，在平时可以顾及虚的本质，可予肾气丸补肾纳气。

病例2近日汗多，烦躁。痰湿在形成时还与三焦有关，当三焦不通畅时就容易化热，且病人以头面部出汗为主，所以在治疗时可以加些理气药。

（十二）龙岩市中医院刘启华医师

看到第1个病例时，第一感觉是形体胖大，且病人反映身上黏，易出汗，怕热，口干，虽然病程长，但热象明显，里热蒸腾致汗出、质黏，痰少难咳出，总体感觉还是热伤津液；急则治其标，可用桑白皮汤合瓜蒌薤白半夏汤清热化痰、宽胸散结。

第2个病例咳嗽没有了，但是躺下去还是会有点咳、喘，"咳逆倚息，短气不得卧，其形如肿"，这是个支饮的表现，而且病人食后易胀，总体感觉还是气机不畅，导致水液代谢运行障碍，治疗上以通调水道为主。

（十三）龙岩市中医院曾萍医师

病例1从年龄、病程及临床表现来看，气阴两虚之象较突出。患者病程长，久病由肺及肾，肾气亏虚则摄纳无权，气不归原，以致胸闷、短气明显，治疗上以补气阴为主。

（十四）龙岩市中医院章浩军主任医师总结

首先我要感谢漳平市中医院，在选择病案上是下足了功夫的。虽然我们这次经典沙龙确定的时间比较晚，主要想在今年年内结束这一轮经典沙龙，短时间内挑了两个肺系疾病病案，医院还是挺用心的。

第一，是关于中医病名问题。刚刚大家讨论得很激烈，焦点是肺胀这个病名叫得对不对，我个人观点和韩主任比较接近，虽然中医病名很重要，但实际上有些东西不能唯病名是论，中医更注重的还是证的变化、机理的变化，审证求因，审因论治。病名是我们现代中医慢慢规范起来的，从学院培养学生及执业医师管理等角度看，都应该逐步规范，但以前在张仲景的时代并没有直接提出辨证论治，是现在才提倡辨证论治。病的名称慢慢规范是个好事，但若有些病名中医硬套西医，西医被中医借用，就不好了。要知道，早在300年前西医传入中国，是西医先把中医的病名借用，而现在反倒要借用西医的病名了。

关于肺胀的"胀"字，据我了解，在《黄帝内经》里面有很多，比如说肺胀、胆胀之类。这里我想起，在20年前刚调到中医院时，有个病人我就给他诊断为胆胀，但当时的上级医生说这样诊断错了，教科书上没有，后来我去找出有这个病名，那本书叫《实用中医内科学》，反正也不算我错，但还是有争议，因为教科书上没有。从这个"胀"字看，可以肯定有它的特点，就是胀满的意思，如果没有胀，就显得有点牵强。这个病人有慢支，有肺气肿，到了肺气肿就会有胸闷、胀气的表现，肺胀这个病名有它的出处和证候，见于《金匮要略·肺痿肺痈咳嗽上气病脉证治》，所以诊断为肺胀没问题。如果你想诊断为其他的病也是可以的，前提是你得讲清楚。如果是我去评审病历的话，首先会看第一诊断，然后再看理法方药是否相符，这点非常重要，中医一定要能自圆其说，否则就会被别人质疑。

刚才我和武平县中医院的一位主任在探讨一个胃脘痛的问题，他下个礼拜要去参加正高面试。我们讨论了如何写胃脘痛的病案报告，如果按照教科书上的脏腑辨证来分有七个证型，有寒邪客胃、肝气犯胃之类，还包括虚证如胃阴虚、脾胃虚弱，讲得是面面俱到，开头是肝气犯胃，后来到痰瘀，治疗从用柴胡疏肝汤到藿朴夏苓汤再到香砂六君子汤，这样理出一条线，讲的也对。但如果按照我的思维，我会把它简化一下，就以虚实来辨证，不是虚就是实，这是根据《黄帝内经》"不荣则痛""不通则痛"的理论，不荣是虚证，不通是实证；再结合病人的体质，无热恶寒者发于阴，发热恶寒者发于阳，体质如果是偏热的会兼热，偏寒者多兼寒，两者之间还有一种为寒热错杂；最后辨病在气在血，这样一来诊断、治疗就简单了。武平的陈主任找了个女性55岁胃脘痛病例。女性以肝为本，肝体阴而用阳，55岁又多为绝经期，其肝血不足，体阴不足，其用阳亢盛，肝气容易犯胃，所以病人是以实证为主，虚证也存在，这时候应该疏肝理气，可能咽部还夹有痰，可加点化痰的药；待之后气机调通畅了，实证没了，再考虑其虚证，用香砂六君子汤治疗。虚实这样转换，就可以讲清楚。

现在这位病人肺脏出问题，已经发展到以胀闷、憋气、上气为主，所以可以诊断为肺胀。若到了缓解期，症状不多了，只感觉到动则汗出，少气懒言，乏力，也可以给它诊断为虚劳病，以肺阴虚、肺肾阴虚或者肺肾两虚为主，诊断为虚劳病是完全可以的。肾气丸在《金匮要略》中用治虚劳，但也可用于治饮邪、治喘证，其关键就在于病机的一致性。治痰饮当以温药和之，所以可用金匮肾气丸，也可以用苓桂术甘汤，一个偏于肾，一个偏于中焦。仲景用药非常精准，不给你讲死，其中奥妙要自己把握。第一个问题关于肺胀的诊断，我赞同大家的意见，但也可以有其他的考虑。

第二，是这两个病例各有特点。张主任中医经典学得非常好，值得大家学习，他把《黄帝内经》五行人的理论用于临床。五行之中又有五行，这是中医的体质辨识，不能简单地认为只有九种体质，五行人的说法我觉得更为传统。漳平市中医院今天挑了两个病人，一个木型人，一个土型人，我觉得很有特色。土型人的特点是胖、面色黄，第1个病人我觉得是土型夹有水型人，因为他面色黄中带黑，黑为水，且病人78岁，已过古稀之年。病人嘴巴干，舌苔干，中间剥苔，旁边厚，我在想他在入院时的舌苔是什么样的，经过抗感染，用了激素，也许他的舌苔跟用药也是有关的，激素容易引起病人化热。激素是什么？我想激素可能是中医讲的壮火。《黄帝内经》里讲"少火生气"，生是生长的意思，可以补充元气，而壮火会消耗元气，所以我感觉这位病人的口干、舌苔变化等可能跟激素耗伤元气、阴津有关。病人肚子按压不舒服，就是中医说的"痞满"，食欲不太好，给我感觉正是土型人脾虚的特点。

大家对于肺、肾的问题讲得多，脾的问题好像少了点。关于脾的问题，一是胃气不降，脾气不升，中焦升降的枢纽受到影响；二是三焦不单是水道，也是通行元气的通道，所以三焦元气也不通畅。这位病人已经基本上处于缓解期，但是胃口不开，大便次数多，这是因为脾虚，升清降浊的功能受到影响。治疗上要想办法给他疏通，我从中焦脾胃入手，按"痞满"来治疗，方选用半夏泻心汤辛开苦降，以调脾胃枢机，再加生姜开胃；待中焦气机疏通后，再以补肾纳气固其本。

第2个病例跟第一个不一样，是木型人，病人比较瘦小，面色偏黄，出汗，头汗出比较明显，睡眠差，大便次数多，小便次数也多，考虑跟肝的关系比较密切。这位病人还有心烦、胸闷不舒服，咳嗽不明显，可能还有化热，上焦郁而化热，热扰胸膈，可用栀子厚朴豉汤，使上焦得通，津液得下，胃气因和，身濈然汗出而解，这是《伤寒论》第230条用小柴胡汤时讲的，可以借用一下。当然还要加点清热化痰药，从而使郁热与痰热得解。该病人治疗重在清上中二焦，待虚火得收后，再固护下焦肝肾。

这是我个人的一些想法，可能我是搞脾胃病的，治疗上会比较注重保胃气，通畅气机。

关于大剂量用生白术，这不是我的经验，而是医圣张仲景的经验。《伤寒论》174、175 条谈到桂枝附子汤、甘草附子汤，前一段时间在第一医院站沙龙我讲三附子汤时也谈了，白术生用和制后作用不一样，炮制有盐炙、麸炒、炒焦等方法，一般炒过的白术健脾化湿的效果更好，盐炒的还可以入肾，平时一般用生的，生用量要大，方可起到补气行气行水的功效。中医认为"血不利则为水，水为湿之盛，湿为水之渐"，湿气越盛水越多，用生白术直接通利水湿。

大家可以思考一下枳术丸是补还是攻的方剂。《金匮要略》气分病中讲到"心下坚，大如盘，边如旋盘，水饮所作，枳术汤主之"。如果"边如旋杯"，则用桂枝去芍药加麻黄细辛附子汤。这是水气病中两个不同的方，所以我把它引用过来，既然心下痞满，满得比较厉害，就应该考虑心下有水，水结在里面，可用这个方。

中医治病，不是水病就是火病，上次给我们医院的学生开讲座，讲什么是经方，经方就是治水、火之病的。中医的大部分药方可以归纳为不是治水病就是治火病，所以说学中医其实很简单，不是虚就是实，不是水就是火，最后都归到阴阳，中医治病的最终目的就是要调和阴阳。《伤寒论》58 条说："凡病，若发汗，若吐，若下，若亡血、亡津液，阴阳自和者，必自愈。"讲的就是不管你是什么病，有无误治，最后只要能够让它阴阳和谐，这病将会自愈。刚才讲的气为阳，血为阴，实为阳，虚为阴，都是可以统一归纳到阴阳，五脏相关也可以回归到阴阳。疾病的源头都在于阴阳不和，所以阴阳是八纲辨证的总纲。

病例1处方：半夏 10g，黄连 3g，黄芩 10g，干姜 10g，炙甘草 10g，人参 10g，大枣 10g，枳实 20g，生白术 60g，生姜 10g。

病例2处方：焦栀子 5g，淡豆豉 10g，厚朴 10g，法半夏 10g，夏枯草 10g，黄芩 10g，枳实 10g，瓜蒌 10g，黄连 3g，干姜 10g，炙甘草 10g。

二、诊治经过

（一）病例1

二诊（2016年10月30日）：患者胸闷不舒，咳嗽、咳痰明显减少，痰白质黏量减少，易汗，纳寐可，大便每日1～2次，质软成形，小便正常。继服此方。

三诊（2016年11月2日）：患者疲乏、胸闷感消失，无咳嗽、咳痰，纳寐可，每日大便1～2次，质软成形，小便正常。守上方再进5剂。继续服用此方5剂后至今未再发病。

（二）病例2

二诊（2016年11月1日）：患者神疲，咳嗽、咳痰阵作好转，纳寐可，二便自调。继服此方。

三诊（2016年11月4日）：患者神清，无咳嗽、咳痰，纳寐可，二便自调。继续服用此方3剂后未诉特殊不适。

三、按语

病人病位在肺，以胀闷、憋气、上气为主，可诊断为肺胀。经治疗症状缓解，病人只觉动则汗出，少气懒言，乏力，则诊断为虚劳，其以肺阴虚、肺肾阴虚或者肺肾两虚为主。肺胀、喘证、虚劳实际上都是肺病逐渐发生发展所产生的不同阶段不同的疾病表现。肾气丸在《金匮要略》中用治虚劳、饮证及喘证，其关键就在于病机的一致性。治痰饮当以温药和之，所以治痰饮的时候可用金匮肾气丸，也可以用苓桂术甘汤，一个偏于肾，一个偏于中焦。

《黄帝内经》五行人的理论可用于临床。五行之中又有五行，这是中医的体质辨识，不仅仅局限于九种体质。第一个病人为土型人兼有水型，土型人的特点是胖、面色黄，患者面色黄中带黑，治疗上应疏通中焦气机，再补肾纳气固其本。第二个病人为木型人，病人偏瘦小，面色偏黄，汗出，头汗出较明显，寐差，二便频，治疗重在清上中二焦虚火，后固护下焦肝肾。

第十四节　平调寒热法治疗肝气不舒型腹痛病

一、初诊（2016 年 11 月 30 日）

（一）汀州中医院李文炜主治医师汇报病史

患者江某，女，45 岁，以"上腹部疼痛 1 月余"为主诉入院。1 月余前患者反复出现上腹部疼痛，以剑突下胃脘处为甚，呈阵发性隐痛，饥不欲食，伴反酸，嗳气，胸骨后烧灼感，无呕吐、腹泻，无胸闷、心悸，无头晕、头痛，无咳嗽、咳痰等不适。入院症见：胃脘隐隐作痛，饥不欲食，伴反酸，嗳气，胸骨后烧灼感，纳差寐可，小便调，大便较干。查体生命体征平稳，舌淡红，少苔，脉细无力；心肺未见明显阳性体征，腹肌软，剑突下轻压痛，无反跳痛。血液分析、生化全套、凝血功能、甲功五项、肿瘤标志物、尿常规、粪常规大致正常；心电图：正常心电图；腹部彩超：左肾强回声点，右肝内胆管结石；电子胃镜：慢性萎缩性胃炎，胆汁反流，十二指肠球部溃疡，HP（＋）。中医诊断：胃脘痛，胃阴不足证；西医诊断：①慢性胃炎，②反流性食管炎，③十二指肠溃疡，④肝内胆管结石。治疗上中医予养阴益胃，方选"益胃汤"加减；西医治疗予抗 HP 三联疗法，兼保护胃黏膜、促胃肠动力治疗。经治疗后患者上腹部疼痛较前缓解，但患者舌苔转为白腻，且其慢性胃炎时间长，要求中药调理，避免复发。

（二）永定区中医院江文庆副主任医师

该患者以腹痛为主症，疼痛的性质不确定；白昼口苦较甚，大便时而数日一行，时而一日数次，便质较硬，提示体内疏泄功能不足，即气机障碍；结合舌淡苔薄黄、脉沉弱，综合分析是木土郁结之证的表现，从脏腑辨证来说属肝胃不和，治疗上应予疏肝理气和胃，可用柴胡疏肝散或四逆散加减。

（三）上杭县中医院袁建洋副主任医师

该患者有太阴、少阳、阳明等病证的表现。《素问·六微旨大论》云："少阳之上，火气治之，中见厥阴……太阴之上，湿气治之，中见阳明。"根据《黄帝内经》中标本中气开合枢的理论，结合患者既往病史，说明患者少阳枢机不利，少阳影响太阴，属木克土，故病位比较明确，治疗上同意上一位主任的意见。

（四）武平县中医院饶伟英副主任医师

从病历上看，该患者入院时并非胃阴不足之证，乃肝胃郁热之证，现症见患者中上腹隐痛，面色㿠白，神疲乏力，舌暗淡，边有齿痕，舌下络脉迂曲，应属肝郁脾虚之证，可用归芍六君子汤。隐痛不甚则用原方，方中人参不可用党参代替；若痛剧，可酌加佛手、香橼。

（五）连城县中医院黄仕发副主任医师

患者主症为腹痛，疼痛部位不定，可放射至背部，呈阵发性，无时间规律，类似走窜性疼痛，符合厥阴肝经的病症特点。厥阴以风为本，风证善行数变，故疼痛以走窜性为主；患者又有口苦的表现，而口苦为少阳本证；少阳以火为本，火性炎上，导致饥不欲食、反酸等胃热的表现；患者纳差，舌质淡，脉弦缓，说明患者肝郁脾虚症状明显。故该患者病位是在肝胆、脾胃，治疗以疏肝解郁为主；同时患者少阳火旺，故可配伍清泄少阳之药。

（六）漳平市中医院占仕成副主任医师

从提供的病历资料来看，患者舌淡，苔薄白，脉细无力，属脾气虚的表现，且患者舌苔不干，阴虚表现不明显，治疗可用六君子汤加减。

（七）龙岩人民医院韩宏副主任医师

该患者病程较长，症状比较复杂，舌质淡，舌苔薄白稍腻，脉细弱，腹痛隐隐，大便成形，一日数次或数日一行，口苦反酸明显，伴烧心感，嗳气，总体表现多元，综合分析属气机阻滞，寒热错杂，该是半夏泻心汤证。

（八）龙岩市第二医院郑文通主任医师

该患者对其腹痛性质描述不清，右胁下亦痛，从中医的角度来说，这些都是肝经、胆经输布的地方，包括大便异常等症状，都是气机不畅的表现；舌淡苔薄白微腻，脉无力，是脾气虚的表现。综合分析，该患者病机总属枢机不利，胃失和降。肝体阴而用阳，木克土致胃气上逆，可用白芍柔肝，方可选小柴胡合四逆散加减。前面提到的半夏泻心汤是治疗升降失调、寒热错杂之方，但其适应证有一重要特点——舌苔该是比较腻的，通常湿热或痰湿中阻的表现比较明显，我认为该患者尚未有此表现。至于前面有专家说到脾阴不足、胃阴不足的问题，我认为该患者没有伤阴的表现，口干不代表就是阴伤，枢机不利，气化失司，津不上承也会导致口干。

（九）龙岩市中医院章浩军主任医师总结

今天长汀中医院提供的 3 个病例，所有患者舌质都比较淡，想必是与长汀当地的水土偏寒冷有关，真是一方水土养一方人。

本例患者为 45 岁女性，胃脘痛病史较长。女子以肝为本，肝血生化之源又与脾胃运化水谷精微相关，患者症状还与肝气不疏有关。先予小建中汤，不瘥者，小柴胡汤主之。此患者入院后曾用小建中汤，但效果不佳，可能是未考虑到患者"心下按之则痛"，已非纯虚证，而属虚实夹杂、寒热错杂之证，故用建中补虚无效。患者口苦口干，寐差，多与火热上炎而表现在上焦相关；而大便异常等属寒热错杂，气机不畅。治疗上可平调寒热，半夏泻心汤可取。若深究，半夏泻心汤与小柴胡汤各为七味药，其区别重点在于黄连、柴胡，于本例而言，可将其都用上，并酌加疏肝之品。

处方：柴胡 10g，黄芩 10g，党参 10g，炙甘草 10g，姜半夏 10g，生姜 10g，大枣 10g，黄连 3g，佛手 10g。

二、诊治经过

二诊（2016 年 12 月 2 日）：患者饥不欲食，伴反酸，嗳气，偶有胸骨后烧灼感，纳差寐可，小便调，大便较干。舌淡红，苔白腻，脉细无力。继服此方。

三诊（2016 年 12 月 6 日）：患者无反酸，嗳气，胸骨后烧灼感消失，纳寐可，小便调，大便较干。舌淡红，苔白，脉细。守上方再进 7 剂，2 个月后患者电话告知症状全无，深表感谢。

三、按语

从虚实论治胃脘痛的学术观点，分为不通则痛之实证，不荣则痛之虚证，以及两者兼有的虚实夹杂证等三个证型，即阳明实证、少阳虚实夹杂、太阴虚证。其辨证按《金匮要略》"病者腹满，按之不痛为虚，痛则为实"，以及《伤寒论》第 138 条"小结胸病，正在心下，按之则痛，脉浮滑者，小陷胸汤主之"。以腹痛之喜按、拒按辨虚实；再根据体质辨寒热，如《伤寒论》第 7 条"发热恶寒者发于阳，无热恶寒者发于阴"；最后再以病程及舌脉征象，辨病在气分还是血分。此正是余所谓六经辨治胃脘痛"三部曲"。

女子以肝为本，肝血生化之源又与脾胃运化水谷精微相关，患者症状还与肝气不疏有关，参照《伤寒论》100 条"伤寒，阳脉涩，阴脉弦，法当腹中急痛。"

第十五节 疏肝利胆法治疗黄疸病

一、初诊（2016 年 11 月 30 日）

（一）汀州中医院李文炜主治医师汇报病史

病例 1：患者陈某，女性，51 岁，以"反复呕血、解黑便 1 年余"为主诉入院。辰下：患者精神疲乏，无法进行体力劳作，面色稍苍白，食欲尚可，睡眠好，大便软，成形，每日 1 次，小便短黄。查体：生命体征平稳，舌质淡，苔薄腻，脉沉细；心肺未见明显阳性体征，腹肌软，上腹轻压痛，无反跳痛。血液分析（2016 年 11 月 11 日）：RBC 2.92×10^{12}/L，HGB 85g/L，余大致正常；生化全套（2016 年 11 月 18 日）：Na 145mmol/L，TBA 103.2μmol/L，DB 11.6μmol/L，TP 48.4g/L，ALB 23.6g/L，余大致正常；乙肝两对半：HbsAg 4805.61 index/mL，HbeAg >400 index/mL，HbcAg 339.11 index/mL；凝血功能：PT 17.1s，INR 1.54，APTT 47.4s，余大致正常；粪便常规：正常。2016 年 11 月 22 日查粪便常规：OB（＋）。中医诊断：血证，吐血，气虚血溢；西医诊断：①失血性贫血，②上消化道出血，③肝硬化失代偿期，④脾功能亢进，⑤低蛋白血症。出血急性期治以补气健脾、止血养血，方选归脾汤加减，并以中药制剂"参芪扶正注射液"或"生脉注射液"静滴以补气扶正；缓解期属胃热内郁（口苦口臭，舌质淡红苔薄黄腻，脉沉细数），治以清胃泻火、化瘀止血，方选"泻心汤合十灰散加减"。

病例 2：患者曾某，男，52 岁，以"反复吐血、解黑便 5 年余，腹部胀满 3 年"为主诉入院。患者 11 年前体检发现肝功能异常，经中药治疗肝功能曾完全恢复正常。2011 年因饮酒后出现吐血，解黑便，并出现晕厥，在龙岩第一医院住院，诊断为：①上消化道出血，②重度贫血，③失血性休克，④乙型肝炎后肝硬化失代偿期。症状缓解后服用民间中药，肝功能正常，偶有上消化道出血。现患者腹部稍胀满，面色萎黄，精神尚可，口稍干苦，大便每日解2次，质软，成形，小便清长，夜尿多，舌质淡红苔白腻，脉沉细。现患者服用中药方：厚朴10g，枳实10g，生大黄15g，芒硝10g，大腹皮20g，白术20g，茯苓15g，郁金10g，黄芪30g，半夏6g，茵陈30g，藿香15g，桂枝15g，甘草10g。水煎，分3天服用，停两天再煎一剂，如此反复。3剂后腹水开始消退，4个月后腹水完全消退。上方去大黄、芒硝，加用野山参、巴戟天、黄精，间断服用至今。

（二）永定区中医院江文庆副主任医师

两患者都是有肝硬化腹水、三高病史。目前病人最急需的是让上消化道出血次数减少。从西医角度看，患者急性出血期的治疗关键在于能不能减少静脉曲张出血和糜烂性胃炎出血。而从中医角度来看，判断第一个病人有没有热证，最主要的是切关脉。右关脉是个很大的脉，按下去若一点力都没有，提示的不是一个热，而是脾虚比较明显；再切左关脉，是一个很堵的脉，一摸就有，可能就不太适合用泻心汤，宜选黄土汤，酌加一些活血、止血类的药。但是过用活血药又有点担心出血，所以只能用田七、炒蒲黄活血止血，其他的止血药都没用。

（三）上杭县中医院袁建洋副主任医师

病例1的舌质比较淡，苔比较厚腻，脉细，从脏腑来论，处方应该用当归黄芪汤、香砂六君子汤，以扶正为主；病例二在外开的中药是以泄下逐水为主，吃了以后效果不好，治疗应以健脾为主，我认为可以用参苓白术散为主方。

（四）武平县中医院饶伟英副主任医师

大出血的时候用参附或生脉，同时用生大黄、生白术、生田七等分磨粉，每次服3～5g，平时以健脾为主。

（五）漳平市中医院占仕成副主任医师

病例1急性期用的是益气摄血法，缓解期用的是清热凉血法，一般的病由实证转为虚证更多见，虚证转为实证比较少见一点，这个病例比较特殊。转归到后期确实是有实证，因为病人在缓解期的时候舌质淡红，苔薄黄腻，脉弦细，病性虚实夹杂、寒热错杂，在治疗上要寒热并调。

关于病例2，我碰到过肝硬化腹水的病人，肚子胀得跟鼓一样，用药以后腹水消下去了，一个月后又来了，再用这个药没什么效果。对于这种病没什么特殊的好方法。

（六）连城县益民中医院黄仕发副主任医师

肝硬化腹水的主要病机是本虚标实，病位主要在肝、脾、肾。肝炎、肝硬化、急性肝硬化共同的特征都是湿热内滞，湿热内盛而损伤脾胃导致水肿，时间长了以后损伤阳气，出现肾阳虚和肝阳气的不足，最终导致肝、脾、肾阳气的不足。

第一个病人反复腹水、解黑便，吐完血后感觉全身发冷汗出，这是吐血以后阳气暴脱，有这么明显的一个症状，所以说治疗上应以回阳固脱为主。此外，本病以湿热为标，我想应该要加一些祛湿热的药物。用回阳饮加黄连治疗，要用大剂量的附子、干姜温阳回阳救逆，再加一点祛湿热的药，这样效果会好一点。

病例2以急性肝硬化为主，平时有吐血、黑便，他的湿热也比较重，所以他用的这个方子中大黄、茵陈主要用于调节津液的代谢，黄芪、白术健脾。病人的特点主要是本虚标实，本虚主要是肾气不足，要么补脾气，要么补肾气，加一点清热利湿的药物。如果还有湿热伤阴导致瘀血内阻，加一点祛瘀的药物效果最好。这个方中的大黄长期吃了以后容易损伤脾胃，厚朴枳实汤加大承气汤可以使大便通畅，但是久用伤阴，损伤正气，治疗水肿可以加一些黄芪、茵陈，加少量的黄连效果会更好。

（七）龙岩人民医院韩宏副主任医师

这两个病人都属于后期，在中医病证里属于阴黄。第1个病例脾虚的表现非常明显，脉象舌象都是脾虚的表现，巩膜还好，其实颜面还是很黄，下肢有点肿。这个病人是典型的寒湿内盛、邪热瘀阻，在治疗上应温阳利水活血，因为病人瘀血与出血同时并存，用茵陈蒿汤加五苓散再加失笑散。第2

个病人也是阴黄，但他在经过前面的治疗之后脚轻微肿，人的精神状态还不错，证明治疗还是有效的。他用的方子是大承气汤、五苓散，腹水退了之后加了一些益气温阳的药，这里唯一的缺陷是少了一些活血的药。这样一个长期的慢性肝炎肝硬化，活血药一定要考虑，要选择那些既能养血又能活血的药，如川芎、当归、蒲黄、五灵脂，同时还能止血，又可活血，是一种双向调节。

（八）龙岩市第二医院郑文通主任医师

肝病，特别是肝硬化，用中药来治效果是比较好的。结合两个患者症状、体征，应该是属于阴黄。对于肝硬化患者出现水肿或者腹水，水液一定要有地方出，一个是从肠道而出，另一方面是从汗出、从小便而出，可采用利小便的方法。肝硬化失代偿期应该以补气健脾为主，胃气存则有利于消化吸收，故重点是保胃气，以四君子汤为基础方。对肝硬化而言，从西医角度来说大多数人认为是不可治愈的，但我用纯中医方法治愈过肝硬化患者，当时用的药有满天星、穿破石、断肠草，再加一些清热解毒的药物。

（九）龙岩市中医院章浩军主任医师总结

这两个病人都是肝硬化后期，对此病目前没有特别好的治疗方法，民间一些偏方还是有一定疗效的。大家对于此患者诊断均为阴黄，这点无异议，治疗上多从肝、脾、肾入手，有疏肝利胆、健脾渗水用茵陈五苓散，有从热论而用大黄黄连泻心汤。

我认为这两名患者均非急性期，其治疗重点一方面是攻，另一方面为补，但应注意行气而不过用破气，宜养血、活血而不可过用破血，利水但又不可太过。

此二例患者均可用大黄䗪虫丸，而且需较长时间调服，必要时可改为丸剂，取其性缓，缓中补虚。

处方：熟大黄 3g，土鳖虫 8g，水蛭 6g，虻虫 4g，蛴螬（炒）45g，桃仁 10g，苦杏仁 10g，黄芩 10g，地黄 10g，白芍 10g，甘草 9g。

二、诊治经过

（一）病例1

二诊（2016 年 12 月 2 日）：患者精神尚可，无法进行体力劳作，面色稍苍白，食欲尚可，睡眠好，大便软，成形，每日 1 次，小便短黄。舌淡红，苔腻，脉细。继服此方。

三诊（2016 年 12 月 6 日）：患者精神尚可，可进行轻微体力劳作，面色红润，食欲尚可，睡眠好，二便调。舌淡红，苔白腻，脉细。守上方再进 7 剂，巩固好转疗效。

（二）病例2

二诊（2016 年 12 月 2 日）：患者腹平坦，面色萎黄，精神尚可，口稍干苦，大便每日解 2 次，质软，成形，小便清长，舌质淡红苔白腻，脉沉细。继服此方。

三诊（2016 年 12 月 6 日）：患者曾某腹平坦，面色红润，精神尚可，口不干，无口苦，二便调，舌质淡红苔白，脉平。再进 5 剂后神采奕奕，精力充沛，2 个月后随访无特殊不适。

三、按语

这两个病人都是肝硬化后期，二者诊断均为阴黄，均可用大黄蛰虫丸，而且需较长时间调服，必要时可改为丸剂，取其性缓，缓中补虚。大黄蛰虫丸见于《金匮要略·血痹虚劳病脉证并治第六》"五劳虚极羸瘦，腹满不能食，食伤，忧伤，饮伤，房室伤，饥伤，劳伤，经络营卫气伤，内有干血，肌肤甲错，两目黯黑，缓中补虚，大黄蛰虫丸补之"。方中大黄、蛰虫、桃仁、水蛭、干漆等活血化瘀；芍药、地黄养血补虚；杏仁理气；黄芩清热；甘草、蜂蜜益气和中，为久病阴虚血瘀之方。

诚如《兰台轨范》所云："血干则结而不散，非草木之品所能下，必用食血之虫以化之。此方有专治瘀血成劳之证。瘀不除则正气永无复理，故去病即所以补虚也。"

第十六节　巧施疏利法治疗外感发热病

一、初诊（2019年6月6日）

（一）上杭县中医院丁丽红医师汇报病史

患者陈某，女，70岁，农民，以"咳嗽、咳痰伴发热10天"为主诉，于2019年6月3日入院。入院症见：咳嗽、咳痰，痰黄质黏量多，不易咳出，发热，头痛，咽痛，鼻塞、流涕，全身酸痛，胸闷、心悸，纳少，寐差，二便尚调。查体：T 36.6℃，P 100次/分，R 20次/分，BP 106/70mmHg，舌红、苔薄黄、脉弦；咽红，无充血、乳蛾；双肺呼吸音粗，双下肺可闻及少许湿性啰音，无胸膜摩擦音。入院后完善相关检查。中医诊断：咳嗽（痰热郁肺证）；西医诊断：①肺部感染，②高尿酸血症。入院后中医以清热化痰、宣肺止咳为治法，方拟麻杏甘石汤加减。具体如下：麻黄12g，杏仁10g，桂枝9g，甘草6g，柴胡9g，黄芩9g，石膏30g，知母10g，天花粉15g，白芷10g，葛根15g，细辛3g，2剂，早晚饭后冲服。患者服药后头两天体温下降，后体温再次上升，但为低热，且以下午及晚上发热为主，目前治疗效果不佳。

（二）上杭县中医院李树荣副主任医师

患者入院到现在已4天，当前主要症状为反复恶寒发热，头痛，咳嗽咳痰，痰是黄的。结合她舌苔的情况，辨证考虑外感兼有痰热。发热是以下午开始体温上升为主，可配合小柴胡汤治疗，用麻杏甘石汤合小柴胡汤。

（三）龙岩市中医院游福年主治医师

我们中医上常说："有一分恶寒，就有一分表证。"因为患者现在恶寒怕风的症状还是有的，所以还是以表证为主。患者入院时的舌苔是薄黄，但是我刚刚看她是舌苔白厚，那说明表邪经过变化可能已经入里；再看患者没有明显的阳明腑实证，大便通畅，所以还是考虑病在表及半表半里，处方以解表及和解少阳的方子为主，如柴胡桂枝汤。

（四）龙岩市中医院余裕昌主治医师

该患者有恶寒发热，而且脉象偏浮，这是太阳表证；兼有口干、口苦等少阳证的表现；腹诊腹部有明显的痞满感，而且大便次数偏多，提示一定程度上已经伤及太阴之气，综上太阳、少阳、太阴三经都有涉及。她的舌苔比较干，偏白厚，加之已经发热这么多天，应该还是有一个湿热焦灼的表现。患者二阳一阴均有受邪，处方以柴胡类方通调少阳枢机为主，同时兼顾太阳及太阴，建议配合蒿芩清胆汤，青蒿与柴胡均作用于少阳，且青蒿兼有除湿之效，更为适用。

（五）龙岩市中医院章浩军主任医师总结

这个病人病程已有十多天，但外感症状仍然明显，若按照脏腑辨证来说，辨为风热兼有痰热应该是明确的，当前所用处方也是如此，但为什么效果并不理想呢？我想这可能就是脏腑辨证的局限性。我通常会打个比方，脏腑辨证就相当于照片，是一个平面，二维空间，遇上症状相符合，你辨证的效果就好；反之，碰到症状比较复杂的，对不上证型者可能效果就差；而六经辨证就好比录像机，它体现出一个动态的、发展的全过程。

我们从六经的角度来辨治咳嗽：先讲太阳这一块，有外邪袭表，正邪相争，表实的用麻黄汤；表虚的用桂枝加厚朴杏子汤；若兼内有水饮，则用小青龙解表散饮；如果这时人体外寒化热比较盛的，就可以用小青龙加石膏汤；再发展到少阳的时候，就可以出现口苦、咽干、目眩等少阳枢机不利的症状，张仲景把小柴胡汤去掉生姜、人参、大枣，加上干姜、五味子；如果继续入里化热，就出现了阳明证，肺与大肠相表里，阳明主降受到了影响，引起肺气肃降失司，同样可以出现咳嗽。如果碰到病人体质比较弱的情况，病邪就会进一步传入三阴，太阴脏寒出现腹满而吐，影响肺气而见咳嗽，我们可以用四逆辈；若传少阴就有两个分支了，一个是寒化的真武汤证，一个是热化出现了"咳而呕渴，心烦不得眠，小便不利，猪苓汤主之"的猪苓汤证，寒化、热化都取决于病人的体质；最后到了厥阴，治疗有乌梅丸，张仲景用来治疗蛔厥和久利，临床上我常用它来治疗久咳，效果也是很好的。可以看出，六经辨证辨治咳嗽反映出正气与邪气全过程动态变化。现在脏腑辨证是我们的主流，内外妇儿的教科书上的中医辨证分型都是采用脏腑辨证，我不否认这是一个好的方法，对于初学者来说比较容易接受，但是到了临床想要提高疗效，还是必须从经典入手。

再回到这个病人上来。刚才在对这个病人问诊和查体的时候，我特别注意到两个关键点，一个是病人舌苔白厚，还有一个就是腹诊的时候病人上腹部的痞满感非常明显。仲景在《伤寒论》中非常重视腹诊的信息，很多条文都有体现。所以就接着问她胃口如何，她说不爱吃；问大便情况，次数也是比较多，这都是中焦枢机壅滞的表现。在生理上脾胃同居中焦，执中州以灌四旁，共司气机升降，同主饮食消化与吸收，如果中焦枢机不利，很多症状就会出现，比如胃口不太开，腹部胀满感，大便的次数增多等。

这种情况下我认为可以从疏理中焦气机入手，方子大家都熟悉，就是半夏泻心汤，辛开苦降、散结除痞，再加上枳术丸，枳实是20g，生白术用60g。实际上枳术丸临床上非常好用，《金匮要略》称："阴阳相得，其气乃行，大气一行，其气乃散。"通过调整中焦的气机，让脾气得升，胃气得降，中焦枢机得转，疾病自愈。这个时候白术一定要用生的，着重于健脾益气，白术炒用则比较温燥，偏于祛湿。就按照这两个合方，服药后一要观察她的体温变化情况，二看她胃口情况，三按压检查她腹部痞满，如果都有改善，我想这个思路也就对了。所以我们学经方要善于转换思路，中医一定要活学活用。

处方：姜半夏9g，干姜9g，黄连3g，黄芩9g，党参9g，大枣9g，炙甘草6g，生白术60，枳实20g。3剂。

二、诊治经过

二诊（2019 年 6 月 10 日）：4 天后，上杭县中医院内科主任李树荣反馈，患者服药后已无发热，腹部胀满及食欲明显改善，余症皆有好转。

三、按语

患者发热十余日，虽经汗法而热不得解，细诊之下方知外感兼有中焦痞满之症。正如《证治汇补》指出："痞与否同，不通泰之谓也。"中焦乃旋转上下内外的枢机所在，枢机不利则气血阴阳失衡，是故发热、乏力、痞满、纳差、泄泻诸症衍生。抓住中焦枢机不利这一病机关键，处以半夏泻心汤辛开苦降、消痞散结，配合枳术丸升脾降胃，共奏运转中焦枢机之功，从而达到不治其热而热自退之效。临证之时，凡遇疑难杂症，须化繁为简，切中病机，辨证选经，方能效如桴鼓。